国家级非物质文化遗产

2022 年河南省中医药文化著作出版资助图书

中医药非物质文化遗产抢救出版丛书

总主编　田文敬

张氏经络收放疗法

张喜钦　张聪敏　张　坤　主编

河南科学技术出版社

·郑州·

内容提要

张氏经络收放疗法是河南中医张德文创立的运用特有的手法点按穴位治疗疾病的一种中医外治方法,现已传至第六代。其疗法以《易经》《黄帝内经》等国学精粹中的哲学思想和传统医学理论为基础,以经络腧穴理论为指导,把人体血气分为骨部、筋部、皮部,并按木、火、土、金、水五行生克制化关系分穴、定位、组方,通过医者在特定经络之腧穴处施以收、放手法,以达到调理机体阴阳平衡、脏腑生理功能和有效治疗疾病的目的,对头痛、项痹、伤筋病、腰痛、胃痛、痿症等疾病疗效显著。

图书在版编目(CIP)数据

张氏经络收放疗法/张喜钦,张聪敏,张坤主编. —郑州:河南科学技术出版社,2023.4(2024.10重印)
ISBN 978-7-5725-0267-5

Ⅰ.①张… Ⅱ.①张… ②张… ③张… Ⅲ.①经络-穴位疗法 Ⅳ.①R245.9

中国版本图书馆CIP数据核字(2021)第007930号

出版发行:河南科学技术出版社
　　　　　地址:郑州市郑东新区祥盛街27号　　邮编:450016
　　　　　电话:(0371)65788613　65788629
　　　　　网址:www.hnstp.cn
责任编辑:邓　为
责任校对:王晓红
封面设计:张　伟
责任印制:朱　飞
印　　刷:河南文教印务有限公司
经　　销:全国新华书店
开　　本:720 mm×1020 mm　1/16　印张:18　字数:240千字
版　　次:2023年4月第1版　2024年10月第2次印刷
定　　价:68.00元

《张氏经络收放疗法》编写人员名单

主　编　张喜钦　张聪敏　张　坤
副主编　张妙开　吴金魁　张会开　张慧聪
　　　　王玉林　卜俊成　张经坤
编　委　（按姓氏笔画排序）
　　　　卜风玲　卫俊国　王战飞　王保文
　　　　王海伟　卢　雷　生战龙　吕玥凤
　　　　刘　操　刘红伟　刘呈毅　刘德雨
　　　　齐少云　孙兆曰　孙国伟　李　鹏
　　　　李乐民　吴耀明　沈永良　沈瑞甫
　　　　张　妮　张少钦　张少祥　张龙钦
　　　　张红林　张智冬　周保敏　胡鹏起
　　　　娄道昱　贾晓波　党敏敬　梁朝云
　　　　裴俊峰

前言

目前，河南省共评选了五批省级非物质文化遗产代表性项目，传统医药类非物质文化遗产项目87项。其中入选"国家级非物质文化遗产代表性项目名录"8项。

从传统医药项目的分类来看。根据项目的不同特点，与医药相关的项目从最初第一批的民间手工技艺有四大怀药种植与炮制、禹州中药加工炮制技艺（现分类为中药炮制技术），生产商贸习俗有百泉药会、禹州药会，民间信仰（医圣张仲景祭祀）、民间知识（洛阳正骨、针灸铜人）等类别分布；到第二、三、四、五批集中传统医药类别下又有中医诊疗法、针灸、中医正骨疗法、中药传统制剂方法、传统中医药文化、中药炮制技术、中医养生等。

中医诊疗法包括中医多个专科项目，如妇科有象庄秦氏妇科、李楼李八先生妇科、广济堂中医妇科、朱氏中医妇科、修真堂女科、樊氏妇科不孕症疗法、于氏不孕不育疗法；内科有程氏中医肝病疗法、尹氏中医理气解郁疗法、樊氏中医肝胆病疗法、陈氏痘疹伤寒疗法、史家中医组方、李氏中医精神病疗法；皮肤科有张氏皮肤病疗法；肛肠科有张氏痔漏疗法；烧伤科有黄家烧伤药膜、烧伤自然疗法与自然烧伤膏、潘氏烧伤传统疗法等；眼口腔咽喉科有张氏喉科、"双隆号"咽炎疗法、丁氏喉科疗法、秦李庄周氏口腔咽喉科、纯德堂口疮散、杜氏口疮治疗技法、杨氏珍珠散治疗口疮技艺、周氏口疮疗法、李氏眼药等；中医外科有张八卦中医外科、买氏中医外治疗法、宋氏中医外科、众度堂中医外科疗法、毛氏济世堂脱骨疽疗法等。

针灸有贵氏针灸、石氏中医针灸、张氏耳病针灸疗法、云氏针灸、周氏针灸、邵氏针灸等。

中医正骨疗法有平乐郭氏正骨法、快庄李氏中医正骨、刘陈铺齐氏正骨、单寨骨科、柳位同裕堂陈氏正骨、合水张氏正骨、后河南张氏正骨、鸭李正骨、郭氏正骨、范氏骨伤疗法、窦氏正骨疗法、黄氏正骨法、界地高氏正骨、李氏正骨、刘氏正骨、杨家正骨疗法、董氏中医痹症疗法、王氏捏骨正筋疗法等。

中医传统制剂方法有五更太平丸制备工艺、黑虎丸、李氏膏药、姚家膏药、黄氏膏药、黄塔膏药、孟津活血接骨止痛膏制作技艺、积善堂谢氏拔毒膏制作技艺、骨应膏药制作技艺、张氏正骨膏药制作技艺、王氏牵正膏药制作技艺、常氏膏药制作技艺、韩氏膏药制作技艺、郭峰膏药制作技艺、李氏中医药酒炮制技艺、鲁氏温舒贴制作技艺、老张家膏药制作技艺、济世堂李占标膏药、聂麟郊膏药、杨氏沙园膏药等。

传统中医药文化有张仲景医药文化；另外还有黄氏五行经络疗法、张氏经络收放疗法等。

入选"国家级非物质文化遗产代表性项目名录"8项，即中药炮制技术（四大怀药种植与炮制）、中医正骨疗法（平乐郭氏正骨法）、药市习俗（百泉药会、禹州药会）、中医诊疗法（买氏中医外治疗法、宋氏中医外科、毛氏济世堂脱骨疽疗法、张氏经络收放疗法）。

从河南传统医药项目分类来看，中医传统制剂方法、中医正骨疗法项目最多，中医传统制剂方法有23个代表性项目，正骨有18个代表性项目；其次是五官科疾病（喉科、眼科等），有8个代表性项目；还有中医外治疗法、针灸疗法、烧伤疗法等项目。

从传统医药项目的地域分布来看，豫北项目最多，豫西、豫东项目数量紧随其后，其他地市次之。具体说，洛阳10项，新乡12项，开封10项，安阳6项，焦作5项，商丘4项，鹤壁4项，郑州市（省直）9项，许昌5项，周口5项，驻马店4项，濮阳2项，南阳1项，三门峡2项，漯河8项，济源1项。从中可以看出，传统医药非遗项目的申报、列入名录的数量与当地的历史渊源和文化底蕴有正相关关系。比如洛阳、开封、安阳、郑州都是古代都城，历史文化悠久，医药文化也自然相对丰厚，新乡虽不是古代都会，也是民国时期的区域政治文化中心。

从传统医药项目的历史渊源来看，河南是中华民族传统文化的发祥地，中医药文化就是在中华传统文化这一母体文化中源源不断地汲取营养而形成的传统医药文化体系，是传统文化中的精华与国粹。

中医药文化起源于中原，中医药巨著诞生于中原，中医药文化发达于中原，中医药大师荟萃于中原，中药材加工贸易兴盛于中原，中医药文化遗存、传说遍布中原，与中医药相关的华夏文明也源自中原。河南中医药对中华民族的繁衍昌盛做出了卓越贡献，对人类健康和社会文明产生了积极的影响。

从传统医药项目的特色和优势来看，河南是传统中医药文化的根基和主体，医药项目的特色与优势也主要体现在主体文化和根文化方面。河南的中医正骨文化（洛阳正骨）、药市习俗文化（百泉药会、禹州药会）、医药祭祀文化（医圣张仲景祭祀）、中药炮制技艺（四大怀药种植与炮制、禹州中药加工炮制技艺）、膏药熬制文化（姚家膏药、黄氏膏药、黄塔膏药）等都具有独特的根文化特征，特色鲜明，优势明显，在全国都有较大影响。尤其是以洛阳正骨医院为代表的郭氏正骨，是全国骨伤学科最大、最主要的学术流派，是全国中医骨伤专科医疗中心，1958 年卫生部就在该院建立了全国第一所兼有四年制本科班和三年制专科班的中医骨伤科大学，其传人遍及全国各地，据统计全国有骨伤系或附院中设有骨伤科的 20 余所中医学院中有 14 所中医学院骨伤系主任或骨伤科主任是平乐正骨学院的毕业生。全国著名的"双桥老太"罗有明（国家级非遗项目罗氏正骨法传承人）也是从河南走出去的正骨奇人。

从传统医药项目的价值来看，每个项目都有自身的历史渊源、发展脉络和传承谱系，在发展传承的过程中所形成的认知疾病、治疗疾病的辨治思想、医疗手段、治疗手法、药物炮制工艺、药物配伍组方及临床经验，非常实用且疗效确切，至今仍在临床运用并解决了诸多临证难题，深受广大群众的喜爱，对其渊源背景和蕴涵的医学思想、世医文化进行认真研究和挖掘，对传统医药的发展和传承都具有重要意义。这是传统医药项目的价值所在，也是其历史文化价值、研究价值和实用价值等社会价值的具体体现。

近年来，随着国家和政府对非物质文化遗产保护工作的重视和保护力度的加大，对非遗项目和项目代表性传承人提供了必要的财政支持，从而使传统医药项目的存续现状得到了较好的改善，其保护成效也有很大提高。尤其是中医正骨疗法项目，保护、发展成效明显，如洛阳平乐正骨疗法项目，其传统疗法、正骨手法、技艺文化等得以有效传承，辨治理论体系逐渐完善，传承带教梯队已经形成，学科专业队伍不断壮大，项目挖掘研究成果累累，文化产品开发层出不穷，技艺文化得以广泛推广，疗法传人遍及全国各地，社会知名度进一步提高。另外，鸭李正骨、合水张氏正骨、黄塔寺正骨（膏药）等项目都得到较好保护和传承，并已形成一定规模的骨伤专科医院，传承和发展势头良好。

传统中药制剂（膏药）类项目，其传统熬制技艺得到有效保护与传承，有的已发展成企业、公司或专科医院，并形成了一定规模，而且有较好社会效益和经济效益。项目代表性传承人也成了企业、公司、医院的负责人，并在同类企业或专业中都有了一定的学术地位和社会影响。如李氏膏药（郑州市现杰医药研究所）已是郑州市膏药协会会长单位，代表性传承人李现杰当选会长，还兼任河南省文化史志学会副会长、农工党郑州市文化与旅游工作委员会副主任；黄塔膏药（滑县骨科医院）是安阳市医院管理协会副会长单位，传承人明新仕当选副会长，还兼任安阳骨科学会副主任、县政协常委，并获安阳市五一劳动奖章。

中医外科疗法项目，虽受到现代医学的冲击，收治病种受到影响，但萎缩势头逐渐扭转，生存空间逐步扩大，对疑难杂症的独特疗法和临床疗效优势明显。宋氏外科疗法（临汝金庚医院）影响越来越大，代表性传承人宋兆普曾先后荣获 2014 年度"感动中原十大人物""河南省劳动模范"，以及 2018 年度"中华慈善奖"等荣誉。

在项目传承发展的同时，医德、家风也得到较好传承，如张八卦中医外科的"不分贫穷贵贱，一视同仁""看病不收钱"的家风；秦氏妇科的"穷人看病，富人拿钱"的家规；宋氏中医外科的"治病救人是天职""不让病人多花一分钱"的祖训；众度堂中医外科的"虔心至诚行医道，拯危救难积阴德""想赚钱就不要当医生"的行医宗旨；还有中药制剂项目普遍遵循的"诚信"，即"不偷懒、不要滑、实实在在、诚信经营、取义舍利"原则，还有"诚信、修身、仁德、人正、心正、脊正"等，这些医德文化、家风、家规、宗旨、修养等都得到较好的传承和发扬，并具有较好现实意义。

认真研究中医药非遗项目，整理非遗项目文献，挖掘非遗项目内涵，总结非遗项目特征，传承非遗项目技艺，展示非遗项目特色，传播非遗项目传统，弘扬非遗项目文化，体现非遗项目价值。整理研究中医药非物质文化遗产项目，是时代赋予我们的任务，也是我们义不容辞的责任。

每当接触到非遗项目的申报、考察、评审时，这种责任感、紧迫感逐渐增强，从而萌生了整理编纂一套中医药非遗项目丛书的想法。经过多年的思考，有了一个初步的轮廓后，向我们单位周文贞书记、田元生院长，河南科学技术出版社的马艳茹副总编和邓为编辑做了汇报，他们都非常支持，也非常感兴趣，认为这是时代需求，是研究整理传统文化、传承传统文化的大好事。后又经多次酝酿讨论，以"中医药非物质文化遗产抢救出版丛书"为题，于 2017 年申报了国家"十三五"重点出版物项目，并被列入当年国家图书重点规划增补项目中十部医药著作之一。

"中医药非物质文化遗产抢救出版丛书"根据国家级、省级中医药非遗项目科属分类，从中选取有代表性中医药非遗项目 12 项，如张氏经络收放疗法、禹州中药加工炮制技艺、象庄秦氏妇科、禹州药会、四大怀药种植与炮制等，以及中医外科、中医针灸、中药制剂技艺等。针对不同的书目和内容制定相适应的编写体例，详细介绍项目的历史渊源（包括地域特征、项目起源、发展演变过程及相关传说与故事）、传承谱系（包括技艺传承方式、特征、祖训、家训），重点突出项目内容与特征，包括独特的认知方法、理论体系，临症辨证论治方法、治疗原则，传统手法、处方、用药，医案医话，临床经验，施治规范；传统制剂、传统器具、制剂工艺、炮制工艺、技艺、配药、程序、火候、忌讳；药帮、药庄、药棚、药行、药铺、会馆及行规、帮规、商规、祭市、开市；祭祀、仪式、祭文、祷词、习俗等，适当概述项目代表性传承人生平、技艺、传承、事迹及行医逸闻趣事等。对项目的整理研究，力求做到全面、真实，完整地记述这些非物质文化遗产项目诊疗方法和技艺特色，记述项目技艺传承谱系和代表性传承人学医经历、行医特点、为医德行及家传技艺手法、秘术绝招。

为活跃版面，文中加入与主题相一致的老照片，如器具实物图片、古籍和方志图片，祖宅、先人图片，以及碑刻、匾额、家谱、行医、临症、药物、炮制、制药、采药、制剂图片等。

该丛书大多选择能熟练掌握本项目技艺特点、掌握项目第一手资料的项目代表性传承人亲自撰写，以保证撰写项目内容的全面、真实，有的项目确因项目代表性传承人年事已高或笔力不够的，即选择对该项目比较了解的学科专家或非遗研究专家为作者，但一定会通过实地考察，跟踪采访的方式广泛搜集资料，并在完全弄明白项目特征、技艺特点的基础上，以传承人的角度撰写书稿，并经代表性传承人审定同意。

在书稿的撰写过程中以项目为主线，以项目技艺特色为主要内容，在行文上力求原汁原味地记录非遗项目的原初性、本真性，客观如实地描述非遗项目的诊疗特色、技艺特点，真实朴素地呈现非遗项目的专业性、知识性和代表性传承人的现实状态。既要体现学科的特点和专业性，又要照顾到医药文化的可读性和普及性，力求做到语言精练、通俗易懂，亦不失去表述的专业性，力争达到临床实用，既有利于广大医务人员学习应用，又能够对中医药文化传承发展有所帮助，对社会了解非遗、认知非遗、理解非遗、普及非遗、利用非遗、扩大非遗的社会影响有所借鉴。

河南是中华民族传统文化的发祥地，是传统中医药文化的根，是中医药大省。需要保护、记录、整理、研究、传承的传统疗法，中药炮制，制剂技艺等非物质文化遗产很多，而本丛书选取的只是诸多中医药非遗项目中的一小部分，只是对数个项目的整理而已，还远远达不到对全部中医药非遗项目的全面整理与研究，要做的工作还很多很多。因此，项目代表性传承人责无旁贷，中医药非遗工作者任重而道远。为了中医药事业振兴，为非遗文化的传承，我们愿尽绵薄之力，与更多的文化工作者一道，继续做好每一个中医药非遗项目的整理工作。当然，由于水平有限，难免会出现一些缺点和错误，恳请业内同仁和广大读者批评赐教，以便及时修正。

"中医药非物质文化遗产抢救出版丛书"得以出版，得益于河南省卫生健康委、河南省文化和旅游厅、河南省中医管理局、河南省中医药研究院、河南科学技术出版社的大力支持，要诚挚感谢孙鹏副厅长、徐江雁副校长、周文贞书记、田元生院长、姬渐伟处长、于洁处长、刘春晓处长、张松涛处长、马艳茹总编和许敬生教授及各位专家的指导和帮助，诚挚感谢各位作者、项目代表性传承人和河南科学技术出版社医药卫生分社各位编辑的辛勤劳作。

田文敬

2021 年 11 月 16 日

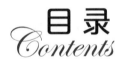

目录
Contents

第一章
张氏经络收放疗法概览

第一节　张氏经络收放疗法源流

张氏经络收放疗法发源于河南洛阳偃师，是一种在中医基础理论指导下，运用特有的手法作用于人体体表点按穴位，来防治疾病的中医外治方法。洛阳作为华夏文明的重要发祥地和中华民族最早的历史文献——河图洛书发现地，以及夏朝、商朝、西周等十三个朝代的都城所在地，中医药文化积淀厚重，中医药文化资源丰富。其中，据我国现存最早的医学理论专著《黄帝内经·素问》记载，中医药学重要治疗方法之一的推拿，即发源于洛阳。

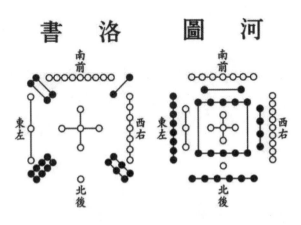

河图洛书被誉为中华文明的源头

《黄帝内经·素问·异法方宜论篇》曰："中央者，其地平以湿，天地所以生万物也众。其民杂食而不劳，故其病多痿厥寒热。其治宜导引按跷，故导引按跷者，亦从中央出也。""按跷"即推拿的古称。中央，指中原地区，大致相当于现在的河南洛阳一带，是当时黄帝部落的活动中心。此段文意是说，洛阳地区地势平坦、气候温润、寒温适宜，故物产丰富。洛阳民众吃得好但缺乏锻炼，容易患痿痹、厥逆、伤热等疾病。治疗这些疾病适宜用导引、按摩的方法通行气血。因此，导引、推拿最早出现在洛阳地区，并从洛阳逐渐向全国乃至世界各地延伸，成为世界人民抵御疾病的一种绿色健康的保健、治疗手段。

同时，据专家考证，推拿诞生于商代的洛阳，当时手法的名称为"拊"（fǔ），在甲骨卜辞中多次出现，本义是一个人用手在另一人腹部或身上其他部位抚摩。《说文解字》曰："拊，揗也""揗，摩也。"在秦汉时期，已有完整记载推拿防治疾病的专著。据《汉书·艺文志》所载，此期成书的《黄帝岐伯·按摩十卷》（已佚）被认为是我国第一部推拿专著。而在现有文献记载中，推拿第一次运用于医学实践，发生在洛阳周边的三门峡。据《史记·扁鹊仓公列传》记载：周代，虢国太子突然休克，昏迷不醒，眼看就要断气了，正好名医扁鹊从这儿经过，运用按摩、针灸的办法，成功救活了虢国太子，成为传诵千古的佳话。

隋唐时期，推拿在洛阳、西安等地得到了很大发展。隋代，洛阳太医署

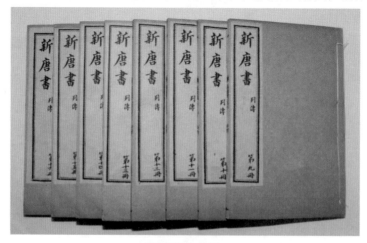

《新唐书》书影

（相当于太医院）内就有"按摩博士"的职务。唐代，洛阳的按摩医生分"按摩博士""按摩师""按摩工"三个等级。据《新唐书·百官志》记载："按摩博士一人，按摩师四人，并以九品以下，掌教导引之法以除疾。"由此可见，在当时太医署已经把推拿正式作为中医学传承的重要内容之一。按摩在这一时期逐渐传入朝鲜、日本、印度、阿拉伯等国家和地区，之后辗转传到欧洲，促进了世界各地按摩技术的产生、衍变和发展。

宋金元时期，推拿疗法进一步发展，其治疗范围更加广泛，不仅仅局限于"损伤折跌者"，在妇产科中也有了应用，如运用腹部推拿手法催产。据《宋史·庞安时传》记载，"有民家妇孕将产，七日而子不下，百术无所效。安时之弟子李百全适在傍舍，邀安时往视之。才见，即连呼不死。令其家人以汤温其腰腹，自为上下按摩，孕者觉肠胃微痛，呻吟间生一男子"。此是文献记载中，首例运用推拿手法助产的病案。

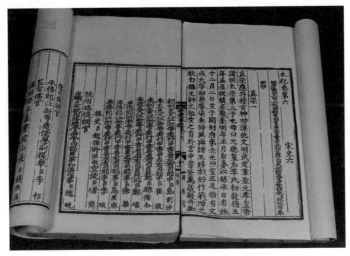

《宋史》书影

明清时期，推拿疗法有了较大发展。明代太医院将推拿列为医政十三科之一，推拿疗法广泛运用于成人和小儿各科，并形成了小儿推拿的独特体系，如小儿推拿穴位有点、线和面。另外，万全著《幼科发挥》一书首次提

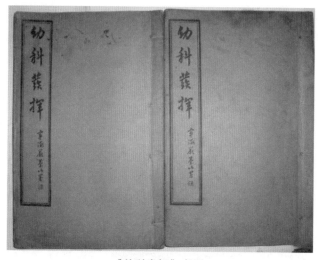

《幼科发挥》书影

出了"推拿"一词。清代大医院虽然不设按摩科，但是由于推拿疗效显著，各类推拿流派均以分散的形式在民间壮大发展，传承不迭。

在此背景下，清代光绪年间，河南省洛阳市偃师市柏谷坞村村民张二春（1880—1952）借鉴中医古老的"按跷"手法在民间行医，并逐步形成以手法点按穴位治疗疾病的一种中医外治方法。第二代传承人张德文（1905—1984）在继承父亲张二春医术的基础上，又师从张绍湧（一说咏）（1888—1973）学习易学医理，并在自学实践中收集、整理、创新，将经络腧穴理论与中医阴阳五行学说进行融合，逐步形成一套较为完善的诊疗体系。第三代传承人张中有等继承先父张德文衣钵，于20世纪80年代将该疗法由偃师市传承到新乡市，并打破门户制约，广收门徒，在新乡发扬光大。先后在福建、北京等地医院推广该疗法。第四代传承人张喜钦、张聪敏、张全钦、张红钦、张妙开等得父亲张中有真传，成立新乡经络收放中医院，建设了张氏经络收放疗法省级示范传习所、展示馆、文化园，组织编著出版经络收放疗法教材，拍摄制作电教片，对该项目开展传承、传播工作。第五代传承人王玉林、张坤、刘呈毅等，继承前辈医术，为该疗法传承发展，成立了省、市级经络收放疗法专业委员会；该疗法被纳入河南省中医药继续教育项目，带领开展第六代传承人培训。第六代传承人已培训数十期，分布之广，遍及全国各地，目前是该项目最年轻一代传承群体，服务社区民众健康。

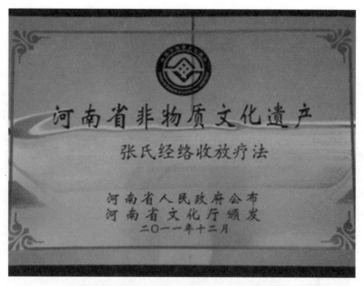

张氏经络收放疗法被评为河南省非物质文化遗产

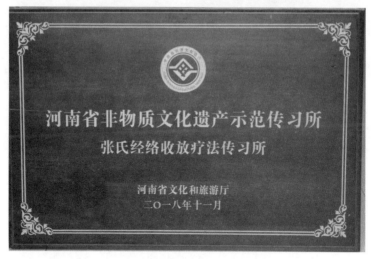

张氏经络收放疗法传习所被评为河南省非物质文化遗产示范传习所

2011 年 12 月，张氏经络收放疗法被河南省人民政府公布为河南省非物质文化遗产。2018 年 11 月，张氏经络收放疗法传习所被河南省文化和旅游厅评为"河南省非物质文化遗产示范传习所"。2020 年 12 月，张氏经络收放疗法被国务院公示为国家级非物质文化遗产。2021 年 9 月，张氏经络收放疗

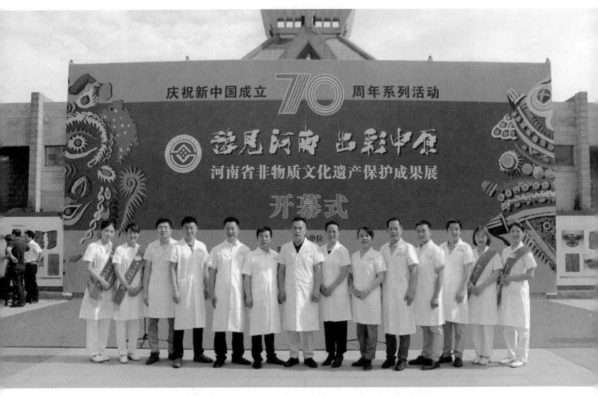

张氏经络收放疗法传人参加河南省非遗保护成果展

法被国家文化和旅游部确定为第五批国家级非物质文化遗产代表性项目。目前，张聪敏被河南省文化和旅游行政主管部门认定为张氏经络收放疗法省级代表性传承人，张喜钦被新乡市文化和旅游行政主管部门认定为张氏经络收放疗法市级代表性传承人。张氏经络收放疗法主要传承群体包括新乡经络收放中医院、新乡市德中康经络收放疗法非遗传习所、新乡市红旗区东街社区卫生服务中心、新乡牧野经络收放中医院，有 326 名从业人员；北京传承推广门诊 19 个，共有 182 名从业人员；分布在国内外 20 多个城市和地区的传习点 53 个，总计传承从业人员 1 500 余名。

新乡经络收放中医院成立于 2002 年，是民办非营利性医疗机构，现有从业人员 287 人，高级职称 7 人，博士研究生 2 人，集中开展张氏经络收放疗

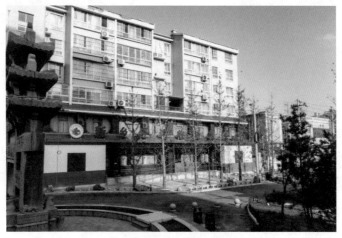

法的疾病诊疗、资料整理、理论研究和学术交流等工作。目前，已整理出有关张氏经络收放疗法相对完整的音像、宣传、文献、实物、图片等资料。其中，该院组织编著了《经络收放疗法理论与临床》，并获河南省非物质文化遗产优秀成果一等奖。同时，该院还先后成立了省、市级中医经络收放疗法专业委员会，举办省、市级中医药继续教育项目，开展学术交流；创办有张氏经络收放疗法省级示范传习所，积极打造"德中康张氏经络收放疗法"品牌，通过举办培训班促进张氏经络收放疗法的传承发展，为护航广大人民健康砥砺奋进。

新乡经络收放中医院掠影

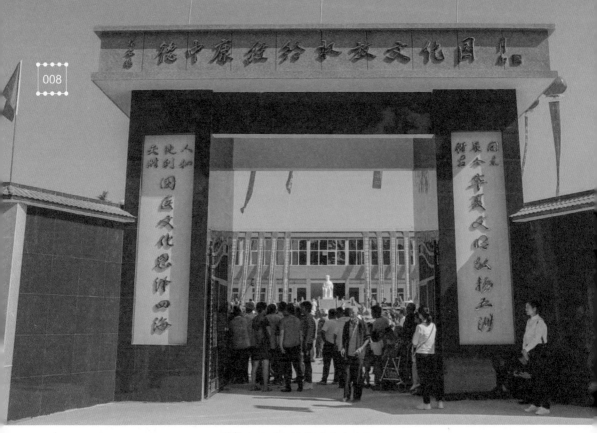

德中康张氏经络收放疗法文化园

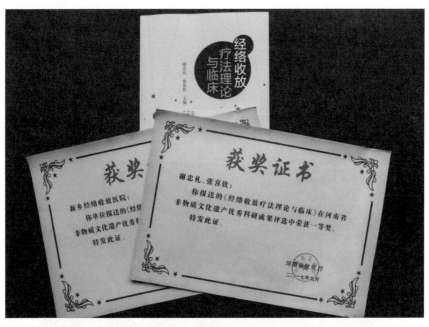

《经络收放疗法理论与临床》获河南省非物质文化遗产优秀成果一等奖

第二节　张德文生平

张德文出生于易学和医学盛行的河洛文化圈核心所在地的洛阳地区，他自幼聪颖，少年笃学，师从名儒，熟谙《易经》《黄帝内经》《伤寒论》《金匮要略》《难经》等易学和中医学临床经典要籍，广泛吸收民间针灸推拿多家流派精华，以整体观念和辨证论治为原则，重视望闻问切四诊合参，通过在人体特殊部位和特定穴位施以特殊手法，形成了治疗多科疑难杂症独特的经络收放疗法。在百余年的传承中，张氏经络收放疗法以显著的疗效，为数以十万计患者的健康维护带去了福音，深受他们好评，并成为博大精深中医药学流派和中国非物质文化遗产传承中具有代表性的佼佼者之一。

一、国家有难，立志图强

清光绪三十一年（1905 年），张德文出生于洛阳偃师柏谷坞村。当时的中国正处于清朝灭亡的前夕，一方面国家政治腐败，经济萧条，外国列强势力源源不断地从中国掠夺各种资源；另一方面，国内革命人士的革命意识逐渐苏醒，开始创立中国同盟会等各种革命团体，以此来探寻推翻旧王朝，推进国家发展的道路。而对于在社会底层生存线上苦苦挣扎的广大农民来讲，依靠本领多挣钱来

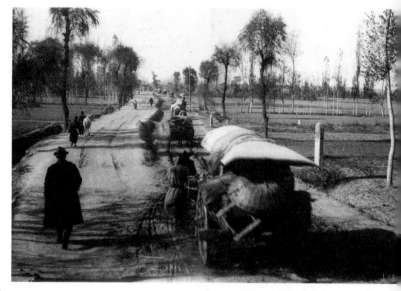

民国初年洛阳近郊交通要道景象

养家糊口，避免受冻挨饿，才是生活的信仰真谛。

张德文所在家庭，是一个典型的普通农民之家。父亲张二春勤快能干，朴实善良，而且喜欢中医学。农忙时，他起早贪黑侍弄庄稼，争取地里多出粮食，好保障家人们衣食无忧。农闲时，他便依靠自己跟着前辈所学、走街串巷、通过点按穴位来帮助村民医治颈肩腰腿痛的技术，挣些辛苦钱，补贴家用。因此，张德文从小就耳濡目染，深受父亲的影响，认为借助按摩穴位帮助治疗疾病的方法十分神奇，常常在其父亲不忙的时候，让其教授自己简单的穴位知识和推拿方法。

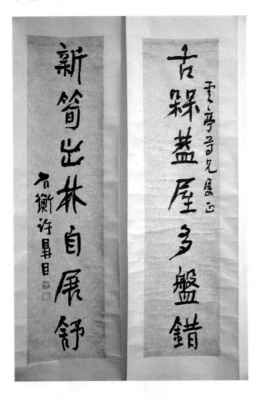

民国中州鸿儒许鼎臣书法作品

后来，随着年龄的增长，张德文被父亲张二春送到同村人张绍湧创办的学堂学习知识。张绍湧师从中州鸿儒、河洛名家许鼎臣（1870—1933）。许鼎臣为河南洛阳孟津人，德高望重，博览古今，为兴邦治国人才，在家乡创有龙嘴山书馆。其学术思想以程朱理学为核心，上溯孔孟，参之汉儒，提出"明伦""立志""居敬""穷理""力行""有恒"等信条，作为立身处世治学之本，救国救民之道。

张绍湧深受老师许鼎臣的影响，作为授业解惑者，在随后的教学中，他在传播程朱理学，弘扬儒家文化的同时，还深入研究《周易》和相关中医学典籍，于穷理之中，精研易医，身体力行，悬壶济世，并适时把自己毕生所学所得，传授给秉性灵悟的学生。自此，在张德文心中种下了一颗强国自立、发奋图强之心。

二、资质聪慧，习医救民

清末，经过戊戌变法和义和团运动的洗礼，河南省内资产阶级日渐觉醒，进步的教育家和具有新思想的知识分子开始逐步接受孙中山先生的民主革命主张，在河南各地陆续创办一大批各级各类的学堂。但是在偏远的乡村，学子们所就读的新学堂大多名不符实，依然沿袭着传统的私塾教育制度。

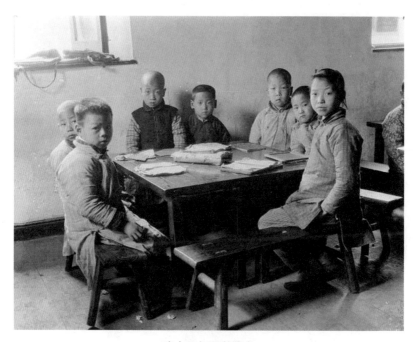

清末民初私塾景象

因此，张德文初入本村的学堂时，所学科目仍旧是《三字经》《百家姓》《千家诗》《千家文》等启蒙书籍。之后随着年龄的增长，才开始研习《大学》《中庸》《论语》《孟子》和《诗经》《尚书》《礼记》《周易》《春秋》等四书五经，以及其他儒学经典。张德文生性沉静，上课时，总是专心听讲，用心理解，老师每次提问都能对答如流；下课闲暇时，也从不打闹追逐，只是安静看书。在长时间的观察和多次的课堂随机考验后，张绍湧认为学生张德文仁爱宽厚，悟性超群，便开始对其有意地进行培养。

在接下来的日子里，除去正常的课堂讲解之外，张绍湧还常会依托儒家等不同代表人物不同主张，向张德文讲授仁爱、民本、诚信、正义、中和、大同等儒家精神的基源，并同时讲授《易经》的深奥意旨。在张绍湧看来，《易经》确实是"诸经之首，大道之源"，是中华文化的总纲领，其核心要义在于，要从整体的角度去认识和把握世界，把人与自然看作是一个互相感应的有机整体，即"天人合一"。张德文深受恩师影响，这种思想也成为其开创的张氏经络收放疗法的主旨学术思想之一。与此同时，张绍湧还把自己有关中医学的心悟主张和临床实践经验，一一教授给张德文。

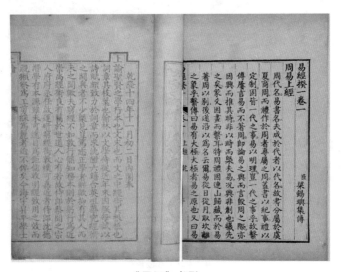

《易经》书影

在张绍湧的精心培养下，张德文学业精进，加上受父亲张二春的影响，其愈加喜欢易学和中医学，并系统地阅读了《易经》《周易本义》《易经集注》《御纂周易折中》等相关易学经典著作，以及《黄帝内经》《伤寒论》《金匮要略》《难经》等中医著作，尤其深入精读了《针灸甲乙经》《针灸大成》《铜人腧穴针灸图经》《针灸资生经》等有关针灸推拿的历代医家著作。

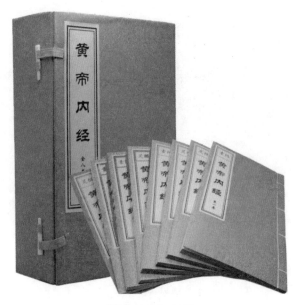

《黄帝内经》书影

在当时社会腐败政治的影响下，基层穷苦百姓的生活愈加困厄。在跟随张绍湧学习多年以后，由于家里缺乏劳动力，再加上实在无力交学费，张德文听从父亲的安排，辍学回家帮助家人做农活。农闲之余，张德文依然喜欢阅读易学和医学的相关书籍。然而，天有不测风云，一次，突如其来的瘟疫，夺走了村子里很多贫穷乡亲的生命。这样疫情过后，张德文下定决心，立志要做一个能守护基层穷苦百姓的医生。

三、创立疗法，悬壶济世

确定志向后，张德文就更加专注学习医学知识。一方面，他尽可能地广泛收集、借阅各类中医临床著作。另一方面，他还加强跟随父亲张二春的学习。不仅学习父亲中医推拿的医学理论知识，更重要的是学习他通过不同手法治疗颈肩腰腿痛等相关疾病的经验。此外，张德文还尽可能多地拜访本县及周边县域的民间医生，虚心向他们学习运用不同流派的推拿手法治疗农村常见病、多发病的经验。

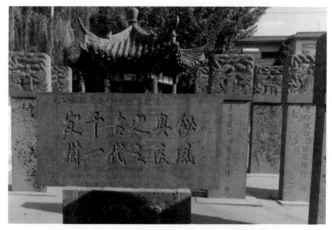

河南偃师群众建造的张德文碑林

在博采众长和潜心努力下，张德文以《易经》和《黄帝内经》等经典著作为理论基础，融合中医针灸、推拿等治疗方法，以及不同流派医学之长，创立了通过收放人体十二正经、奇经八脉等经络系统上的穴位，而治疗脾胃病、骨科疾病、眩晕、月经病等多科疾病的张氏经络收放疗法。在民国战乱

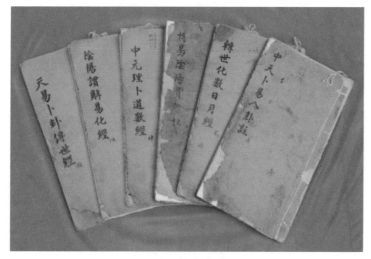

张德文撰写的部分著作

纷飞，缺医少药的年代，张氏经络收放疗法通过采用直接作用特殊穴位，从而达到治疗疾病或改善病情的目的。具有中医药简、便、廉、验的显著特征，一经创立，就通过显著的实际效果，获得了社会大众，尤其是基层贫苦大众的好评。

　　据张德文医案资料记载，王姓患者，曾受伤右侧肋骨折断三根，身体自此虚弱，淋淋沥沥吐血数年，经其运用张氏经络收放疗法治疗两个月，病症消失；刘姓患者，患有顽固性头疼，一年四季离不开头巾，即使在炎热的夏天，也不敢用扇子，经其运用张氏经络收放疗法治疗，病症痊愈；牛姓患者，右侧膝部患骨结核，疼痛难忍，只能依靠双拐行走，经其运用张氏经络收放疗法治疗，可丢掉拐杖行走，虽然行走有些跛脚，但走路用力，均已无事。

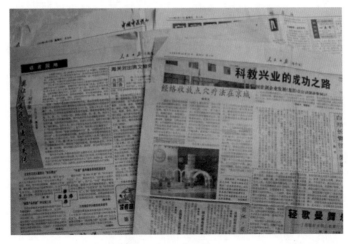

《人民日报》《健康报》《中国中医药报》《北京日报》《河南日报》《医药卫生报》等媒体报道张氏经络收放疗法

第三节　张氏经络收放疗法流派特色

　　经过一百多年的传承发展，张氏经络收放疗法在数代人的精诚实践积淀中，形成了整体辨证，天人合一；重视气血，动中守衡；取穴精简，力专重效等独特的流派特色。

一、天人合一，整体辨证

张氏经络收放疗法创始人张德文，深受《易经》影响。他根据《易经·序卦》之"有天地然后有万物，有万物然后有男女，有男女然后有夫妇，有夫妇然后有父子，有父子然后有君臣，有君臣然后有上下"，遵从"天地"为始有，万物和人是后来衍生的"天人合一"观。同时，认为《易经》整体系统宇宙观天、地、人三才之道，即"三才思维"实为"天人合一"整体思维的基本形式之一。基于此，张德文提出了张氏经络收放疗法的"十二经络立世全"的理论，他把人体经络与气血循环结合起来，同时配以日、月、星和天、地、人，认为人体经络上某些关键的穴位所管辖的血和气可以分为骨血（日血）、筋血（月血）、皮血（星血），通过收放此三类血，可以达到调整脏腑阴阳平衡，疗病祛疾的目的。

张德文还认为，天人合一、神行合一的整体观念是中医药学的精髓所在。在此整体观念指导下，张德文把中医五行学说应用于临床诊治疾病过程中，常根据人体脏腑、经络之间存在的生克乘侮、表里络属等内在关系，并结合人之所处自然环境关系和社会环境变化，辨证论治相关疾病，多能收到良效。与此同时，在整体观念和辨证论治的基础上，张德文还重视风、寒、暑、湿、燥、火等外邪和喜、怒、忧、思、悲、恐、惊等情志因素与疾病发病的关系。他认为，在疾病的诊治过程中，调理精神情志也十分重要，并重视医德修为，身体力行"医乃仁术"之道，恩泽患者。

二、重视气血，动中守衡

气血是构成人体和维持人体生命活动的基本物质。张德文认为，气血是人体之至宝，人之生、长、病、老皆根植于气血的盛衰。而气血的运行又存在着对立与统一的关系，即气血平衡则机体健康，气血失衡则疾病发生。张氏经络收放疗法的核心就在于通过调理，促使机体达到相对平衡的状态。具体而言，气为血之帅，气能生血、行血、摄血；血为气之母，血能生气、载气。而气血的充盈根植于五脏六腑和经络的正常运行，所以气血平衡，则五脏六腑和经络能发挥正常功能；若气血失衡，则五脏六腑会出现病理变化。反之亦然，如果五脏六腑和经络受损，则必然会导致气血失衡。此外，气血的平衡并非静止不变的，而是始终处于运动状态的平衡之中。人之脏腑功能的正常发挥，需要气机的升降出入，血液的上下循环，所以气血在动态中保持平衡，方可维护机体脏腑和经络功能的正常发挥。因此，通过促进气血的平衡来达到人体健康的目标，是张氏经络收放疗法的关键所在。

三、五行定穴，力专重效

张德文认为，腧穴是人体脏腑经络之气血输注于体表的部位，临床选穴应精简有效，施术应力道均匀，否则必然影响疗效。张氏经络收放疗法以木、火、土、金、水五行定穴分位，对应于肝、心、脾、肺、肾五脏。治疗疾病时，依据患者具体的病情，以近部取穴、远部取穴和随证取穴为原则，选择不同木穴、火穴、土穴、金穴和水穴等，按照"金收、木放、火收、水放、土生长"的施术原则，通过不同的手法，给予收法和放法，以达到治疗不同疾病的目的。如在特定穴位上轻按三下为收骨血，重按四下为放骨血；在另外的特定穴位上，轻按两次为收筋血，重按四次为放筋血；在其他的特定穴位上，轻拿皮肉为收皮血，重拿皮肉为放皮血等，如此操作可使人体气血通畅，最终达到治疗疾病的目的。

第四节　张氏经络收放疗法代表性传承人简介

一、张中有

张中有，男，出生于 1935 年 2 月，祖籍河南省偃师市缑氏镇柏谷坞村，中医执业医师，"德中康"张氏经络收放疗法第三代嫡系传承人。出身中医世家，自幼随父张德文学习中医；1952 年在父亲指导下从医开始为人治病；1984—2001 年受聘于新乡市中医院，开设张氏经络收放疗法专科对外应诊；2002 年筹建了新乡经络收放中医院。1995 年曾先后在北京黄寺医院、北京丰台玉泉营医院应邀坐诊，多家国内主流媒体对其治疗患者显著的疗效和事迹给予报道。张中有在做好临床的同时，并积极开展学术经验、学术理论推广应用和教学育人工作，制作课件、录制教学视频、授徒讲学、临床师承带教。其在近 70 年的从医生涯中不断实践总结，承古拓新，潜心钻研张氏经络收放疗法，积累了丰富的临床经验，对头痛、项痹、腰痛、伤筋病、痿症、神经损伤以及相关内科疾病治疗效果显著。

二、张喜钦

张喜钦，男，出生于 1963 年 3 月，中共党员，中医主治医师，"德中康"张氏经络收放疗法第四代嫡系传承人，市级代表性传承人，现任新乡市"德中康"经络收放疗法非遗传习所所长，兼任河南省医学科普学会经络收放疗法专委会主任委员、新乡市中医药学会经络收放疗法专委会名誉主任委员、中医世家传承工作委员会副主任委员、《经络收放疗法理论与临床》主编、洛阳市中医药学校客座教授；1985—1996 年跟随父亲在新乡市中医院工作，1996 年 7 月并受聘于北京丰台右安门医院。20 世纪 80 年代初，接过父亲张中有手中的接力棒，带领兄弟姊妹积极担当起中医世家经络收放疗法的传承重任，破除门户之见，广收弟子，大力开展经络收放疗法的传承推广工作，殚精竭虑传播弘扬中医优秀文化，为保障广大人民身心健康不遗余力，为中医事业的振兴发展全力以赴。在他的领导下，传承弟子多达 5000 余人，分布在世界众多国家和地区；在中原地区成立了新乡经络收放中医院；在全国医疗机构建立医联体数十家；开设中医馆、诊所，用实际行动致力于人民身心健康，助力于健康中国战略的实施。

三、张聪敏

张聪敏，女，出生于 1965 年 12 月，新乡市红旗区人大代表，中医主治医师，"德中康"张氏经络收放疗法第四代嫡系传承人，省级代表性传承人，现任新乡经络收放中医院院长，兼任河南省医学科普学会经络收放疗法专业委员会副主任委员、新乡市中医药学会经络收放疗法专业委员会主任委员、《经络收放疗法理论与临床》副主编、洛阳市中医药学校客座教授。长期从事临床工作，先后在新乡市中医院、新乡市第一人民医院工作，有 30 多年临床经验，熟练掌握张氏经络收放疗法之精髓，承古拓新潜心钻研专业技术，对头痛、各型颈椎病等疗效显著，对头痛、头晕、颈椎病有立竿见影之神奇效果。

四、吴金魁

吴金魁，男，出生于 1977 年 10 月，中共党员，毕业于新乡医学院，本科学历，全科医师，高级健康管理师，"德中康"张氏经络收放疗法第四代传承人，现任新乡经络收放中医院副院长、新乡市"德中康"经络收放疗法非遗传习所副所长，兼任河南省医学科学普及学会经络收放疗法委员会秘书长、新乡市中医药学会经络收放疗法专业委员会秘书长、新乡市健康保健学会理事、中医世家传承工作委员会常委、《经络收放疗法理论与临床》编委、洛阳市中医药学校客座教授。师承于第三代张氏经络收放疗法传人张中有先生，在刻苦学习实践钻研中深受张氏嫡系传人关怀指导，从事"德中康"张氏经络收放疗法临床、科研、教学二十余年，对张氏经络收放疗法理论精髓领悟颇深，对术法技能掌握全面，在长期的实践研究中有独到见解。

五、王玉林

王玉林，男，出生于 1984 年 7 月，毕业于河南中医药大学，本科学历，主治医师，中医保健调理师考评员，"德中康"张氏经络收放疗法第五代传承人，现任新乡经络收放中医院医教科科长，新乡市"德中康"经络收放疗法非遗传习所金牌讲师，兼任新乡市中医药学会经络收放疗法专业委员会副主委，洛阳市中医药学校客座教授。师从"德中康"张氏经络收放疗法第四代传人张喜钦、张聪敏院长，从事张氏经络收放疗法临床及传承工作 15 年，熟练掌握张氏经络收放疗法精髓，在治疗对各型颈椎病、肩周炎、腰椎间盘突出、膝骨关节病、各种头痛、痹症、痿症等方面积累了丰富经验。

六、张坤

张坤，男，出生于 1992 年 5 月，毕业于黑龙江省中医药大学，本科学历，中医医师，"德中康"张氏经络收放疗法第五代嫡系传承人，德文（北京）医学经络收放研究所董事，国医大师李佃贵入室弟子，河南医学科学普及学会经络收放疗法专业委员会委员，珠海"德中康"中医馆创始人。自小受家族中医熏陶，跟随全国各地名师学习，毕业后从事张氏经络收放疗法临床工作，热衷于古典医学，并学习中钻研，承各中医疗法之优势与经络收放疗法结合，成新一代经络收放疗法传承人之代表。2017 年，应邀出席第十四届中医药大会，并在会上做了精彩演讲。2017 年，创立珠海德中康中医诊所，开始系统把张氏经络收放疗法运用到临床实践中，并积极进行传承发展。

七、刘呈毅

刘呈毅，男，37 岁，出生于 1984 年 8 月，毕业于河南中医药大学，本科学历，中医主治医师，"德中康"张氏经络收放疗法第五代传承人，现任新乡经络收放中医院科主任、新乡市"德中康"经络收放疗法非遗传习所金牌讲师，兼任河南省医学科学普及学会经络收放疗法专业委员会委员、新乡市医学科学普及学会经络收放疗法专业委员会委员。早年师从"德中康"张氏经络收放疗法第四代传承人张聪敏、吴金魁学习，擅长运用张氏经络收放疗法治疗颈椎病引起的上肢发凉疼痛、手指麻木、眩晕、偏头疼、记忆力下降等症状。

第二章
张氏经络收放疗法诊疗特色及技术

第一节 张氏经络收放疗法基本手法

一、基本操作手法

张氏经络收放疗法的操作分为正骨、移血、收血和放血四类。正骨，即指将骨骼畸形矫正；移血指身体某些部位血气不足时，可以借别处血气以补济，以调理脏腑气血；收血指补益不足之血气；放血指祛除体内瘀滞之血气。

临床上，张氏经络收放疗法将人体穴位按照木、火、土、金、水五行，对应肝、心、脾、肺、肾五脏，分为五类。以收为补，以放为泻，以土生长为平补平泻。其收放的基本原则是金穴收、木穴放、火穴收、水穴放、土穴生长。具体而言，对穴位施术时，手指点穴顺时针方向旋转为收，逆时针旋转为放；上推为收，下捺为放；轻压为收，用力重点为放。

同时，张氏经络收放疗法常用的收放手法有五种旋转法，即拇指自土穴移动至木穴，向左旋转一周为收，向右旋转一周为放；拇指自土穴移动至金穴，向左旋转一周为收，向右旋转一周为放；拇指自土穴移动至火穴，向左旋转一周为收，向右旋转一周为放；拇指自土穴移动至水穴，向左旋转一周为收，向右旋转一周为放。拇指在土穴部位，向左旋转三周，向右旋转三周，为土生长。

二、收放"三血"

张氏经络收放疗法的"十二经络立世全"的理论把人体经络与气血循环结合起来，同时配以日、月、星和天、地、人，认为人体经络上某些关键的穴位所管辖的血和气可以分为骨血（日血）、筋血（月血）、皮血（星血），通过收放此三类血，可以达到调整脏腑阴阳平衡，疗病祛疾的目的。

（一）收放骨血（日血）

收骨血（日血），可促进左右上下血液交换；放骨血（日血），能使全身血液上升。其手法为在特定（部位）穴位上重按三下为收，轻按四下为放；女则反之。

收放骨血（日血）常用部位（穴位）及其主治：耳后高骨（双侧），主治头痛、头晕、偏头痛、心脏病、高血压等；手腕高骨（双侧共4个部位），主治腕关节痛、手指麻木等；肘关节高骨（双侧），主治中风后半身不遂，足踝后高骨（双侧），主治肌肉萎缩、坐骨神经痛等；心口高骨，主治软骨病等；大椎，主治发热、软骨病、颈肩腰腿痛等；长强，主治脱肛、痔疮、手足麻痹、阳痿、女子月经不调、不孕不育等；曲骨，主治下肢痿软、女子月经带下病、男子遗精阳痿等。

（二）收放筋血（月血）

收筋血（月血），可促进左右上下血液交换；放筋血（月血），能使全身肌肉生长。其手法为在特定部位（穴位）上重按两下为收，轻按四下为放；女则反之。

收放筋血（月血）常用部位（穴位）及其主治：耳后高骨下大筋（左右），主治心脏病；手腕关节大棱附近大筋，主治贫血、心脏病、肌肉萎缩等；足后跟大筋（双侧），主治小儿麻痹、软骨病、痿病、足后跟痛等。

（三）收放皮血（星血）

收皮血（星血），可促进全身血液调配；放皮血（星血），能使全身血液流转。其手法为重拿皮肉为收，轻拿皮肉为放；女则反之。

收放皮血（星血）常用穴位（部位）及其主治：遵循原则为左右上下，对特殊穴位施术，如大陵、尺泽、委中、神阙，以及发际诸穴等，主治半身不遂、肢体麻木、肌肉萎缩、小儿麻痹、椎间盘突出等。

三、收放五脏之血

张氏经络疗法认为，收放五脏之血可以达到调理五脏的气血阴阳，防治脏腑疾病的目的。

（一）收放肝血

收肝血，能使脾血下降；放肝血，能使脾血上升。重握手食指、足二趾6秒或6分钟为收，放开或轻握手食指、足二趾5秒或5分钟为放，主治脾胃疾病。

（二）收放心血

收心血，能使肝血上升；放心血，能使肺血下降。重握手中指、足中趾6秒或6分钟为收，放开或轻握手中指、足中趾5秒或5分钟为放，主治头痛等。

（三）收放脾血

收脾血，能使筋血调动；放脾血，能使肝血下降。重握手拇指、足大趾6秒或6分钟为收，放开或轻握手拇指、足大趾5秒或5分钟为放，主治脾胃疾病、筋骨疾病等。

（四）收放肺血

收肺血，能使脾血上升；放肺血，能使心血安定。重握手无名指、足四趾6秒或6分钟为收，放开或轻握手无名指、足四趾5秒或5分钟为放，主治心悸等。

（五）收放肾血

收肾血，能使脾血上升；放肾血，能使肝血下降。重握手小指、足小趾、承浆穴6秒或6分钟为收，放开或轻握手小指、足小趾、承浆穴5秒或5分钟为放，主治腹胀、脾胃疾病等。

第二节　张氏经络收放疗法常用穴位及主治

一、太阳

左太阳为金穴，右太阳为木穴，为经外奇穴。

定位： 在颞部，当眉梢与目外眦之间，向后约一横指的凹陷处。

主治： 偏正头痛、目赤肿痛、目眩、目涩、牙痛、三叉神经痛等。

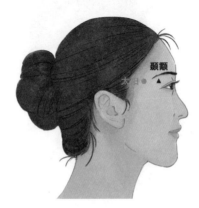

二、四白

四白为水穴。

定位： 在面部，瞳孔直下，当眶下孔凹陷处。

主治： 三叉神经痛、面神经麻痹、面肌痉挛等精神神经系统疾病；角膜

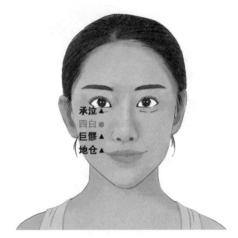

炎、近视、青光眼、夜盲、结膜瘙痒、头痛、眩晕等。

三、鱼腰

鱼腰为火穴、经外奇穴。

定位： 在额部，瞳孔直上，眉毛中。

主治： 目赤肿痛、目翳、眼睑动、眼睑下垂、上神经痛等。

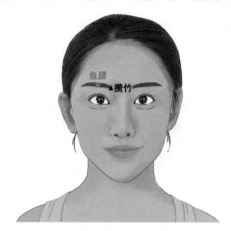

四、率谷

左率谷为木穴，右率谷为金穴。

定位： 在头部，当耳尖直上入发际 1.5 寸，角孙直上方。

主治： 头痛、眩晕、呕吐、小儿惊风。

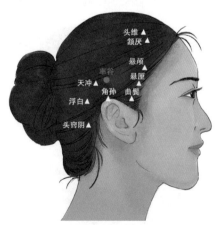

五、风池

左风池为木穴，右风池为金穴。

定位：在项部，当枕骨之下，与风府相平，胸锁乳突肌与斜方肌上端之间的凹陷处。

主治：头痛、眩晕、颈项强痛、目赤痛、目泪出、鼻渊、鼻衄、耳聋、气闭、中风、口眼歪斜、疟疾、热病、感冒、瘰气。

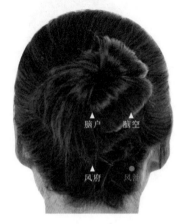

六、肩中俞

左肩中俞为金穴，右肩中俞为木穴。

定位：在背部，当第 7 颈椎棘突下，旁开 2 寸。

主治：咳嗽、气喘、肩背疼痛、目视不明。

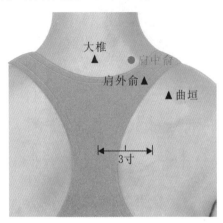

七、攒竹

攒竹穴为火穴。

定位：眉头凹陷中，约在目内眦直上。

主治：头痛、眉棱骨痛、眼睑𥆧动、眼睑下垂、口眼歪斜、目视不明、流泪、目赤肿痛等眼部病证；呃逆。

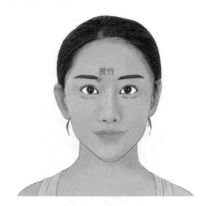

八、曲差

左曲差为金穴，右曲差为木穴。

定位：在头部，当前发际正中直上 0.5 寸，旁开 1.5 寸，即神庭与头维连线的内 1/3 与中 1/3 交点。

主治：头痛、鼻塞、衄衄、目视不明。

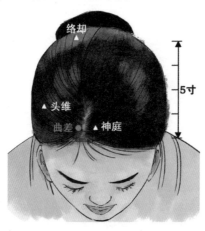

九、承光

左承光为金穴，右承光为木穴。

定位：在头部，当前发际正中直上 2.5 寸，旁开 1.5 寸。

主治：头痛、目眩、鼻塞、热病。

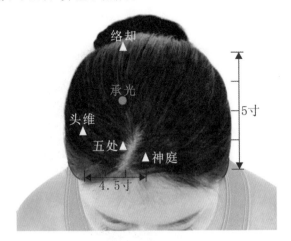

十、通天

左通天为金穴，右通天为木穴。

定位：在头部，当前发际正中直上 4 寸，旁开 1.5 寸。

主治：头痛、眩晕、鼻塞、鼻衄、鼻渊。

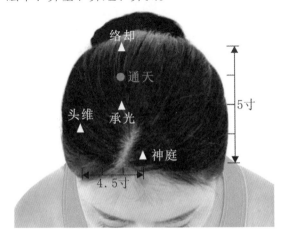

十一、百会

百会为土穴。

定位：在头部，当前发际正中直上 5 寸，或两耳尖连线中点处。

主治：头痛、眩晕、惊悸、健忘、尸厥、中风不语、癫狂、痫证、瘾症、耳鸣、鼻塞、脱肛、痔疾、阴挺、泄泻。

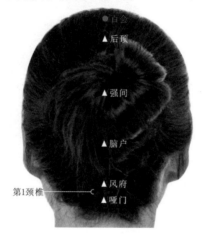

十二、承浆

承浆为水穴。

定位：在面部，当颏唇沟的正中凹陷处。

主治：口眼歪斜、唇紧、面肿、齿痛、齿衄、龈肿、流涎、口舌生疮、暴喑不言、消渴嗜饮、小便不禁、癫痫。

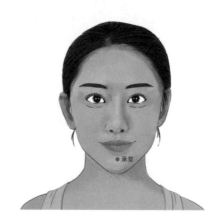

十三、海泉

海泉为水穴。

定位： 在口腔内，舌下系带中点处。

主治： 舌缓不收、重舌肿胀、喉闭、呕吐、呃逆、腹泻、消渴。

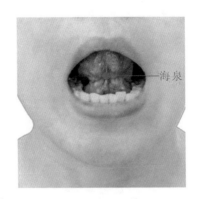

十四、人中

人中为土穴。

定位： 人体的面部，当人中沟的上三分之一与中三分之一交点处。

主治： 昏迷、晕厥、暑病、癫狂、谵语、痫证、急慢惊风、鼻塞、鼻出血、风水面肿、牙痛、牙关紧闭、黄疸、消渴、遍身水肿、霍乱、瘟疫、脊脊强痛、挫闪腰疼。

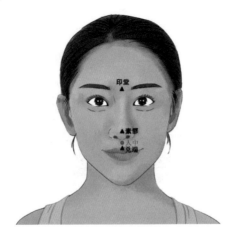

十五、印堂

印堂为土穴。

定位：在前额部，当两眉头间连线与前正中线之交点处。

主治：头痛、头晕、鼻渊、鼻衄、目赤肿痛、重舌、呕吐、产妇血晕、子痫、急慢惊风、不寐、颜面疔疮、三叉神经痛等。

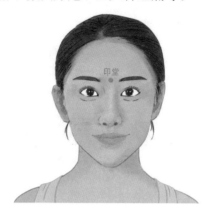

十六、神庭

神庭为火穴。

定位：在头部，当前发际正中直上0.5寸。

主治：头痛、眩晕、目赤肿痛、泪出、目翳、雀目、鼻渊、鼻衄、癫狂、痫证、角弓反张。

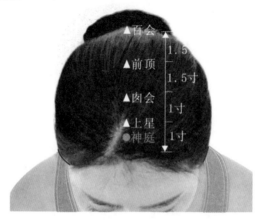

十七、大椎

大椎为水穴。

定位：在后正中线上，第7颈椎棘突下凹陷中。

主治：热病、疟疾、咳嗽，喘逆，骨蒸潮热、项强、肩背痛、腰脊强、角弓反张、小儿惊风、癫狂痫证、五劳虚损、七伤乏力、中暑、霍乱、呕吐、黄疸、风疹。

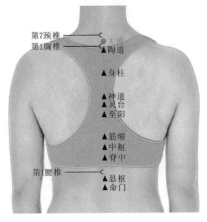

十八、身柱

身柱为水穴。

定位：在背部，当后正中线上，第3胸椎棘突下凹陷中。

主治：身热、头痛、咳嗽、气喘、惊厥、癫狂痫证、腰脊强痛、疔疮发背。

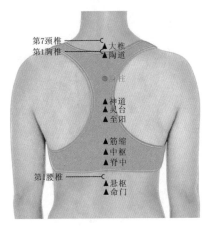

十九、魄户

魄户为水穴。

定位：在背部，当第3胸椎棘突下，旁开3寸。

主治：咳嗽、气喘、肺痨、项强、肩背痛。

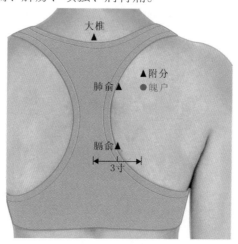

二十、神堂

神堂为水穴。

定位：在背部，当第5胸椎棘突下，旁开3寸。

主治：咳嗽、气喘、胸闷、脊背强病。

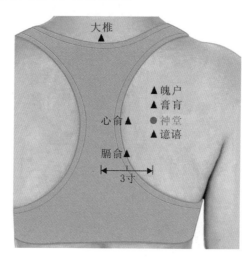

二十一、谚语

谚语为水穴。

定位：位于背部，第 6 胸椎棘突下，后正中线旁开 3 寸。

主治：胸痛引背、少腹胀满、肩胛内廉痛、腰胁痛、癫狂、痫证、痴呆、不眠、虚劳烦热、热病汗不出、咳嗽、气喘、呕吐、目痛、目眩、疟疾等心胸背腹疾患。

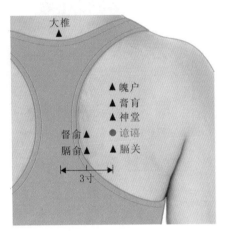

二十二、曲垣

曲垣为水穴。

定位：在肩胛冈上窝内侧端，当臑俞穴与第 2 胸椎棘突连线的中点处。

主治：冈上肌腱炎、肩关节周围炎等。

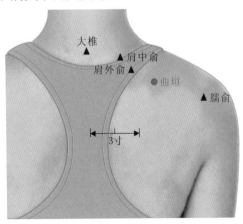

二十三、四神聪

四神聪为水穴。

定位：在头顶部，当百会前后左右各1寸，共四穴。

主治：头痛、眩晕、失眠、健忘、癫狂、痫证、偏瘫、脑积水、大脑发育不全。

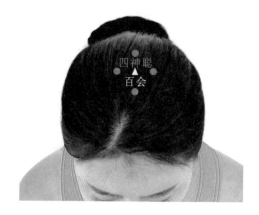

二十四、手三里

手三里为木穴。

定位：在前臂背面桡侧，当阳溪与曲池连线上，肘横纹下2寸处。

主治：齿痛颊肿、上肢不遂、腹痛、腹泻。

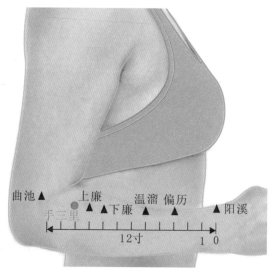

二十五、肩髎

肩髎为火穴。

定位：在肩部，肩髃后方，当臂外展时，于肩峰后下方呈现凹陷处。

主治：臂痛、肩重不能举。

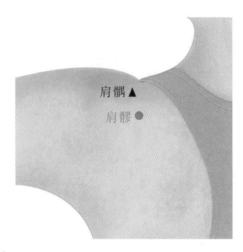

二十六、肩贞

肩贞为火穴。

定位：在肩关节后下方，臂内收时，腋后纹头上1寸。

主治：肩臂疼痛、瘰疬、耳鸣等。

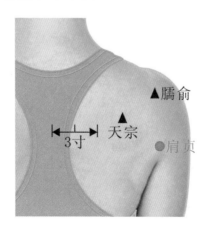

二十七、臑俞

臑俞为火穴。

定位：在肩部，当腋后纹头直上，肩胛冈下缘凹陷中。

主治：肩臂疼痛、瘰疬。

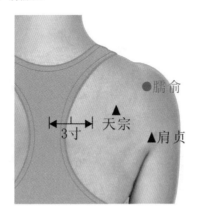

二十八、内关

左内关为金穴，右内关为木穴。

定位：在前臂掌侧，当曲泽与大陵的连线上，腕横纹上2寸，掌长肌腱与桡侧腕屈肌腱之间。

主治：心痛、心悸、胸痛、胃痛、呕吐、呃逆、失眠、癫狂、痫证、郁证、眩晕、中风、偏瘫、哮喘、偏头痛、热病、产后血晕、肘臂挛痛。

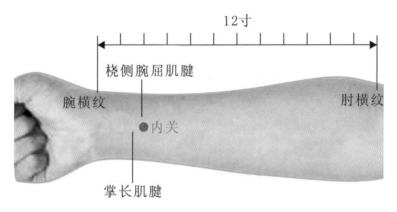

二十九、曲泽

左曲泽为金穴，右曲泽为木穴。

定位： 在肘横纹中，当肱二头肌腱的尺侧缘。

主治： 心痛、善惊、心悸、胃疼、呕吐、转筋、热病、烦躁、肘臂痛、上肢颤动、咳嗽。

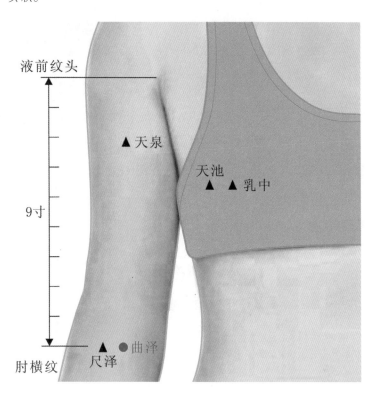

三十、阳池

左阳池为金穴，右阳池为木穴。

定位： 在腕背横纹中，当指总伸肌腱的尺侧缘凹陷处。

主治： 腕痛、肩臂痛、耳聋、疟疾、消渴、口干、喉痹。

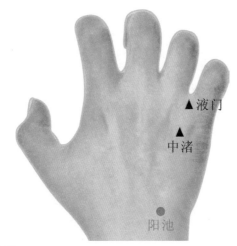

三十一、外关

外关为水穴。

定位：在前臂背侧，当阳池与肘尖的连线上，腕背横纹上2寸，尺骨与桡骨之间。

主治：热病、头痛、颊痛、耳聋、耳鸣、目赤肿痛、胁痛、肩背痛、肘臂屈伸不利、手指疼痛、手颤。

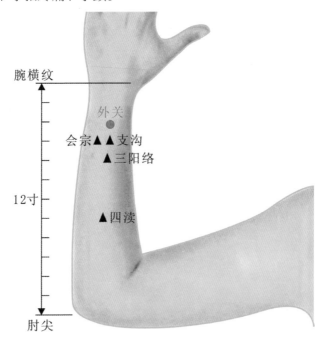

三十二、曲池

曲池为土穴。

定位： 在肘横纹外侧端，屈肘，当尺泽与肱骨外上髁连线中点。

主治： 咽喉肿痛、齿痛、目赤痛、瘰疬、瘾疹、热病、上肢不遂、手臂肿痛、腹痛吐泻、高血压、癫狂。

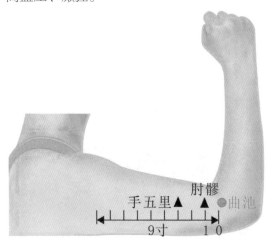

三十三、肩髃

肩髃为木穴。

定位： 在臂外侧，三角肌上，臂外展，或向前平伸时，当肩峰前下方向凹陷处。

主治： 肩臂挛痛不遂、瘾疹、瘰病。

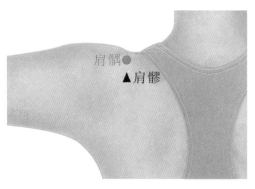

三十四、云门

云门为水穴。

定位： 在胸外侧部，肩胛骨喙突上方，锁骨下窝凹陷处，距前正中线6寸。

主治： 咳嗽、气喘、胸痛、肩背痛、胸中烦痛。

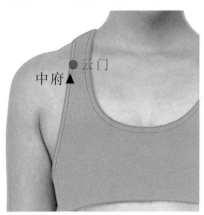

三十五、肩井

肩井为土穴。

定位： 在肩上，前直乳中，当大椎与肩峰端连线的中点上。

主治： 肩背痹痛、手臂不举、颈项强痛、乳痈、中风、瘰疬、难产、诸虚百损。

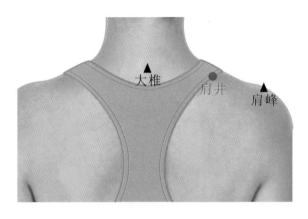

三十六、神阙

神阙为土穴。

定位： 在腹中部，脐中央。

主治： 中风虚脱、四肢厥冷、尸厥、风痫、形惫体乏、绕脐腹痛、水肿鼓胀、脱肛、泄利、便秘、小便不禁、五淋、妇女不孕。

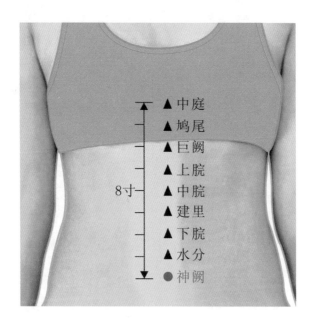

三十七、鸠尾

鸠尾为水穴。

定位： 在上腹部，前正中线上，当胸剑结合部下 1 寸。

主治： 心痛、心悸、心烦、癫痫、惊狂、胸中满痛、咳嗽气喘、呕吐、呃逆、反胃、胃痛。

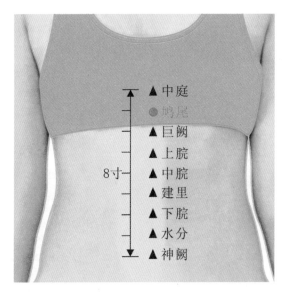

三十八、下脘

下脘为土穴。

定位： 在上腹部，前正中线上，当脐中上 2 寸。

主治： 脘痛、腹胀、呕吐、呃逆、食谷不化、肠鸣、泄泻、痞块、虚肿。

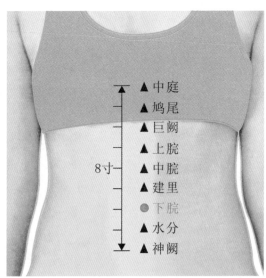

三十九、腹哀

左腹哀为金穴，右腹哀为木穴。

定位：在上腹部，当脐中上 3 寸，距前正中线 4 寸。

主治：消化不良、腹痛、便秘、痢疾。

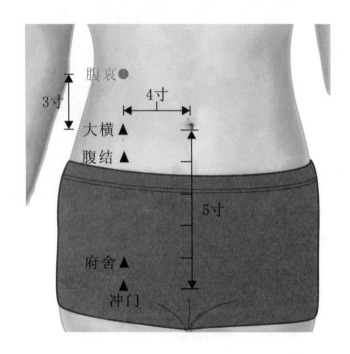

四十、大横

左大横为金穴，右大横为木穴。

定位：在腹中部，距脐中 4 寸。

主治：泄泻、便秘、腹痛。

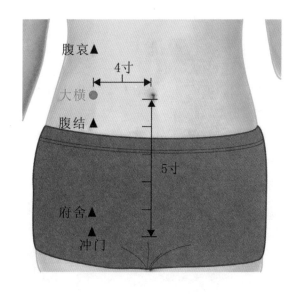

四十一、府舍

左府舍为金穴，右府舍为木穴。

定位：在下腹部，当脐中下 4 寸，冲门上方 0.7 寸，距前正中线 4 寸。

主治：腹痛、疝气、积聚。

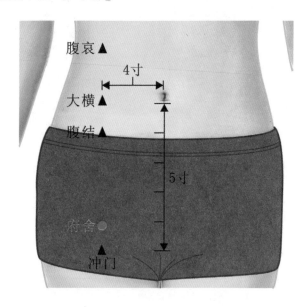

四十二、中极

中极为火穴。

定位：在下腹部，前正中线上，当脐中下4寸。

主治：小便不利、遗溺不禁、阳痿、早泄、遗精、白浊、疝气偏坠、积

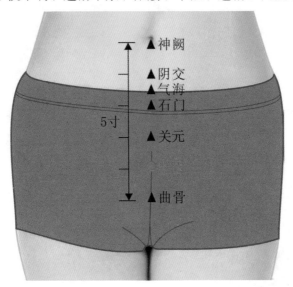

聚疼痛、月经不调、阴痛、阴痒、痛经、带下、崩漏、阴挺、产后恶露不止、胞衣不下、水肿。

四十三、三阴交

三阴交为土穴。

定位：在小腿内侧，当足内踝尖上3寸，胫骨内侧缘后方。

主治：肠鸣腹胀、泄泻、月经不调、带下、阴挺、不孕、滞产、遗精、阳痿、遗尿、疝气、失眠、下肢痿痹、

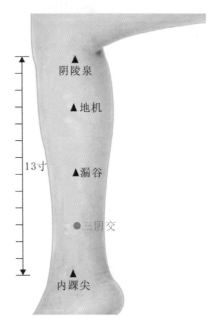

脚气。

四十四、血海

血海为木穴。

定位： 屈膝，在大腿内侧，髌底内侧端上 2 寸，当股四头肌内侧头的隆起处。

主治： 月经不调、崩漏、经闭、瘾疹、湿疹、丹毒。

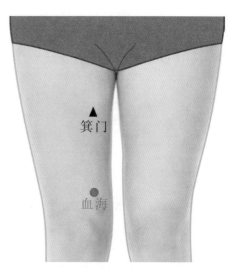

四十五、中脘

中脘为水穴。

定位： 在上腹部，前正中线上，当脐中上 4 寸。

主治： 胃脘痛、腹胀、呕吐、呃逆、吞酸、纳呆、食不化、疳积、鼓

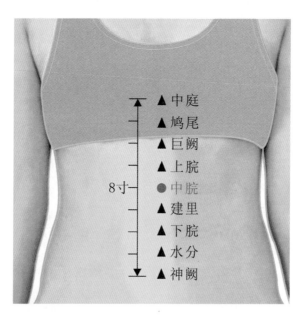

胀、黄疸、肠鸣、泄利、便秘、便血、胁下坚痛、虚劳吐血、哮喘、头痛、失眠、惊悸、怔忡、脏躁、癫狂、痫证、尸厥、惊风、产后血晕。

四十六、膻中

膻中为水穴。

定位： 在胸部，当前正中线上，平第4肋间，两乳头连线的中点。

主治： 咳嗽、气喘、咯唾脓血、胸痹心痛、心悸、心烦、产妇少乳、噎嗝、鼓胀。

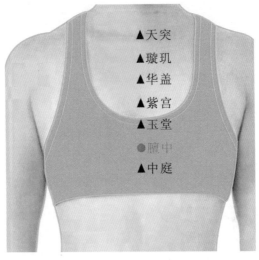

四十七、关元

关元为水穴。

定位： 在下腹部，前正中线上，当脐中下3寸。

主治： 中风脱证、虚劳冷惫、羸瘦无力、少腹疼痛、霍乱吐泻、痢疾、脱肛、疝气、便血、溺血、小便不利、

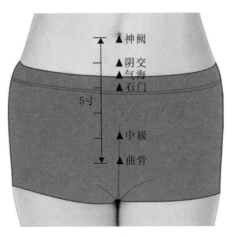

尿频、尿闭、遗精、白浊、阳痿、早泄、月经不调、经闭、经痛、赤白带下、阴挺、崩漏、阴门瘙痒、恶露不止、消渴、眩晕。

四十八、昆仑

左昆仑为金穴，右昆仑为木穴。

定位： 在足部外踝后方，当外踝尖与跟腱之间的凹陷处。

主治： 头痛、项强、目眩、癫痫、难产、腰骶疼痛、脚跟肿痛。

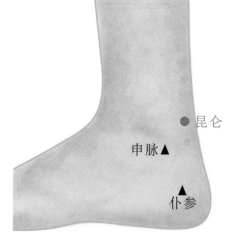

四十九、承山

左承山为金穴、右承山为木穴。

定位： 在小腿后面正中，委中与昆仑之间，当伸直小腿或足跟上提时腓肠肌肌腹下出现尖角凹陷处。

主治： 痔疾、脚气、便秘、腰腿拘急疼痛。

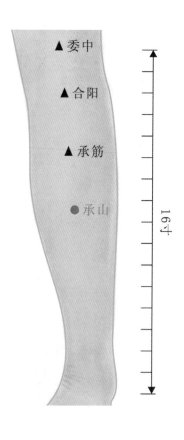

五十、委中

委中为土穴。

定位：在腘横纹中点，当股二头肌腱与半腱肌肌腱的中间。

主治：腰痛、下肢痿痹、腹痛、吐泻、小便不利、遗尿、丹毒。

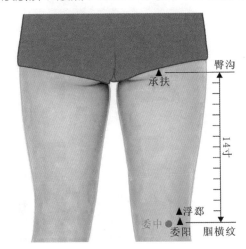

五十一、殷门

左殷门为金穴，右殷门为木穴。

定位：在大腿后面，当承扶与委中的连线上，承扶下6寸。

主治：腰痛、下肢痿痹。

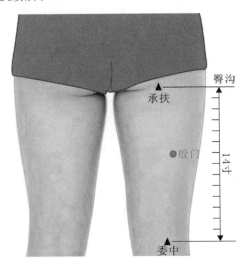

五十二、承扶

左承扶为金穴，右承扶为木穴。

定位：在大腿后面，臀下横纹的中点。

主治：腰骶臀股部疼痛、痔疾。

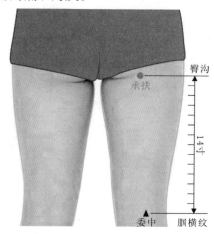

五十三、肾俞

左肾俞为金穴，右肾俞为木穴。

定位：第 2 腰椎棘突下，旁开 1.5 寸。

主治：头晕、耳鸣、耳聋、腰酸痛等肾虚病证；遗尿、遗精、阳痿、早泄、不育等生殖泌尿系疾患；月经不调、带下、不孕等妇科病证。

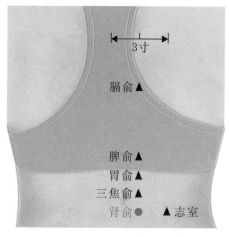

五十四、意舍

左意舍为金穴，右意舍为木穴。

定位： 在背部，当第 11 胸椎棘突下，旁开 3 寸。

主治： 腹胀、肠鸣、呕吐、泄泻。

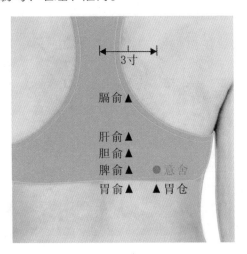

五十五、魂门

左魂门为金穴、右魂门为木穴。

定位： 在背部，当第 9 胸椎棘突下，旁开 3 寸。

主治： 胸胁痛、呕吐、泄泻、背痛。

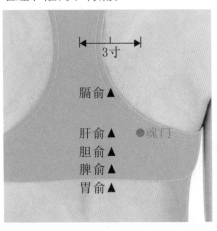

五十六、膈关

左膈关为金穴，右膈关为木穴。

定位：在背部，当第 7 胸椎棘突下，旁开 3 寸。

主治：胸闷、嗳气、呕吐、脊背强痛。

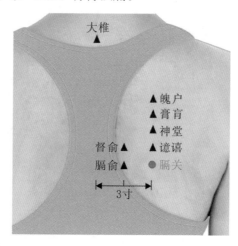

五十七、环跳

左环跳为金穴，右环跳为木穴。

定位：在股外侧部，侧卧屈股，当股骨大转子最凸点与骶管裂孔连线的外三分之一与中三分之一交点处。

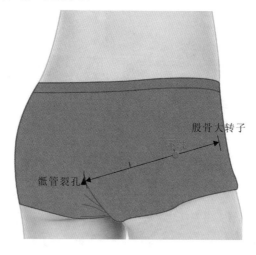

主治：腰胯疼痛、半身不遂、下肢痿痹、遍身风疹、挫闪腰疼、膝踝肿痛不能转侧。

五十八、膝阳关

左膝阳关为金穴、右膝阳关为木穴。

定位：在膝外侧，当股骨外上髁上方的凹陷处。

主治：膝膑肿痛、腘筋挛急、小腿麻木。

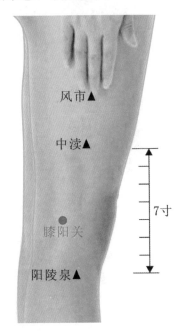

五十九、曲泉

左曲泉为金穴、右曲泉为木穴。

定位：在膝内侧，屈膝，当膝关节内侧端，股骨内侧髁的后缘，半腱肌、半膜肌止端的前缘凹陷处。

主治：月经不调、痛经、白带、阴挺、阴痒、产后腹痛、遗精、阳痿、疝气、小便不利、头痛、目眩、癫狂、膝膑肿痛、下肢痿痹。

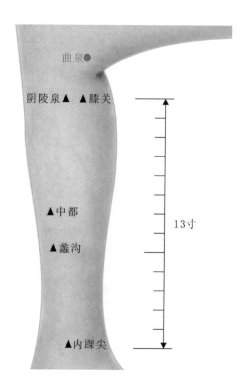

六十、鹤顶

左鹤顶为金穴、右鹤顶为木穴。

定位：在膝上部，髌底的中点上方凹陷处。

主治：膝痛、足胫无力、瘫痪。

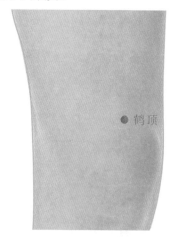

六十一、解溪

解溪为火穴。

定位： 在足背与小腿交界处的横纹中央凹陷处，当踇长伸肌腱与趾长伸肌腱之间。

主治： 头痛、眩晕、癫狂、腹胀、便秘、下肢痿痹。

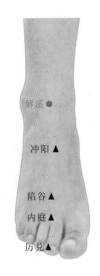

六十二、足三里

足三里为土穴。

定位： 在小腿前外侧，当犊鼻下 3 寸，距胫骨前缘一横指（中指）。

主治： 胃痛、呕吐、噎膈、腹胀、泄泻、痢疾、便秘、乳痈、肠痈、下肢痹痛、水肿、癫狂、脚气、虚劳羸瘦。

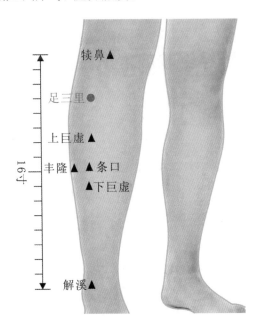

六十三、伏兔

伏兔为土穴。

定位：在股前区，髌底上 6 寸，髂前上棘与髌底外侧端的连线上。

主治：下肢冷痛、下肢痿痹、脚气、疝气。

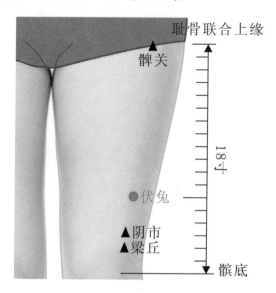

第三节　张氏经络收放疗法主要施术方法及主治

一、清脑术

清脑术通过在相关木、火、土、金、水五行穴上施术，具有通络止痛，安神定志的功效，可用于治疗项枕部痛、前额痛、颠顶痛、颞侧头痛等。

（一）主治项枕部痛（太阳经病）

具体操作手法如下：

1.患者端坐，施术者站于患者右侧，用右手拇指、中指点压在患者金穴左太阳、木穴右太阳，用左手拇指点压土穴百会，其余四指环形固定于后枕部，同时发力点压半分钟。

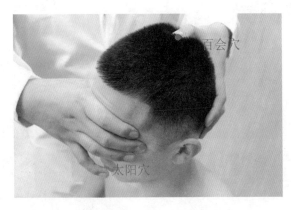

2. 施术者双手拇指点压金穴左率谷、木穴右率谷。

3. 施术者右手拇指、中指点压在患者金穴左太阳、木穴右太阳；左手拇指、中指点压金穴左风池、木穴右风池，同时发力点压半分钟；左手拇指点压患者木穴右肩中俞，轻拉头部旋转 3~5 次。

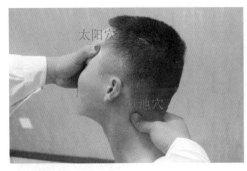 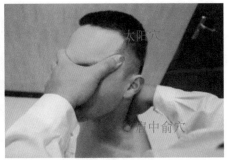

4. 同步骤 1~3 施术对侧。

5. 患者端坐，施术者站于患者正前方，用左、右手拇指同时从火穴攒竹沿眉向外轻推至火穴鱼腰穴，旋转 45°，向上沿膀胱经顺经上行依次点压金穴左曲差、左承光、左通天，木穴右曲差、右承光、右通天各半分钟，同时双手四指环形固定头部。

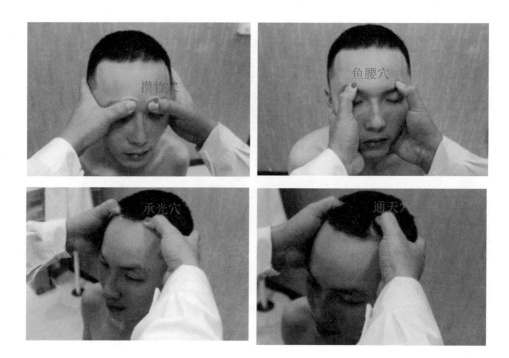

6.患者端坐，施术者站于患者右侧，用右手拇指、中指点压金穴左太阳、木穴右太阳，左手拇指、中指点压金穴左风池、木穴右风池，同时发力半分钟；右手拇指、中指点压金穴左太阳、木穴右太阳，左手沿着项部下推至金穴左肩中俞、木穴右肩中俞，点压半分钟；用虎口托起枕部，与右手同时向上牵引项部 3~5 次。

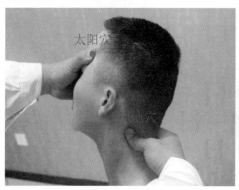 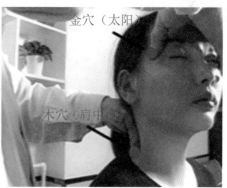

7. 患者端坐，施术者站于患者右侧，用左手拇指点压土穴百会，其余四指环形固定于后枕部；右手拇指点压于水穴承浆，中指点压于水穴海泉，透捏 3~5 次；左手拇指依次点压于土穴人中 5 秒，土穴印堂穴、火穴神庭各半分钟。

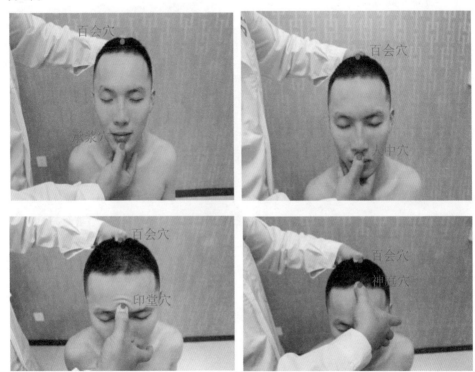

8. 患者端坐，施术者站于患者右侧，用右手拇指、中指点压金穴左太阳、木穴右太阳，左手拇指点压水穴大椎半分钟；依次点压水穴曲垣、魄户、神堂、譩譆，各半分钟（同法对侧施术）。

9. 患者端坐，施术者站于患者正后方，用双手拇指依次点压双侧水穴曲垣、魄户、神堂、譩譆穴各半分钟，术毕。

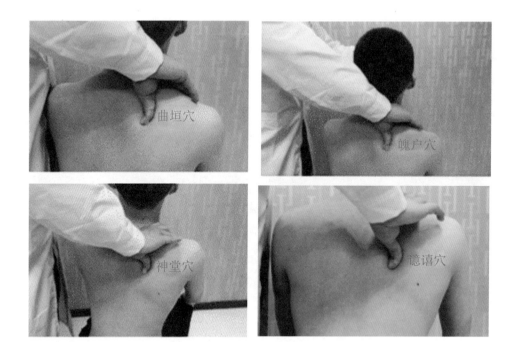

（二）主治前额痛（阳明经病）

具体操作手法如下：

1.患者端坐，施术者站于患者右侧，用右手拇指、中指点压在患者金穴左太阳、木穴右太阳，左手拇指点压土穴百会，其余四指环形固定于后枕部，同时发力点压半分钟。

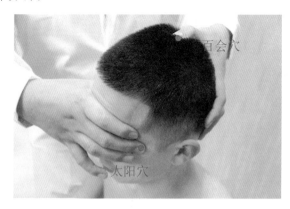

2. 患者端坐，施术者站于患者右侧，用左手拇指点压土穴百会，其余四指环形固定于后枕部，右手拇指依次点压土穴印堂、火穴神庭穴各半分钟。

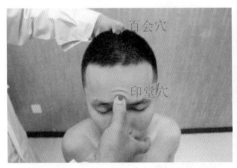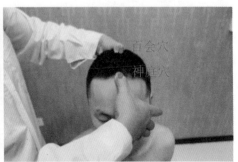

3. 患者端坐，施术者站于患者正前方，用双手拇指点压金穴左睛明、木穴右睛明，双手拇指点压金穴左太阳、木穴右太阳，其余四指固定头部。

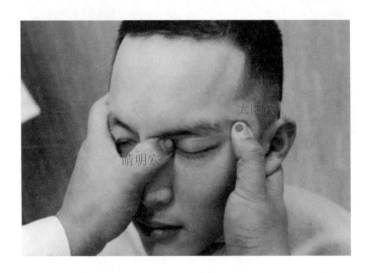

4. 患者端坐，施术者站于患者正前方，用双手拇指同时从火穴攒竹沿眉向外轻推至火穴鱼腰，旋转 45°，向上沿膀胱经顺经上行依次点压金穴左曲差、左承光、左通天，木穴右曲差、右承光、右通天各半分钟，同时双手四指环形固定头部。

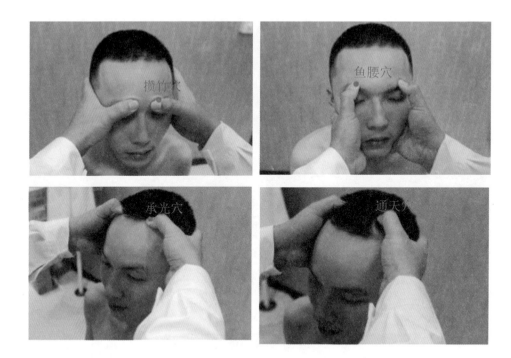

5. 患者端坐，施术者站于患者右侧，用左手拇指点压土穴百会，其余四指环形固定于后枕部，右手拇指点压于水穴承浆穴，中指点压于水穴海泉，透捏 3~5 次，右手拇指依次点压于土穴人中 5 秒，土穴印堂、火穴神庭各半分钟。

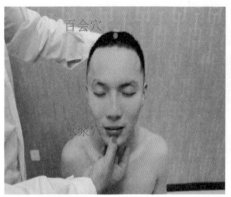

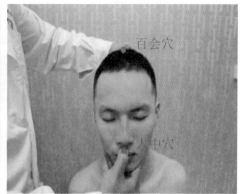

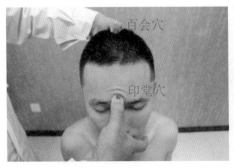
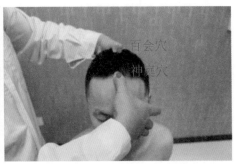

6.患者端坐，施术者站立于患者正前方，双手拇指点压金穴左率谷、木穴右率谷。

7.施术者站立于患者右侧，用右手拇指、中指点压在患者金穴左太阳、木穴右太阳，左手拇指、中指点压金穴左风池、木穴右风池半分钟，左手拇指、中指下滑点压金穴左肩中俞、木穴右肩中俞各半分钟。

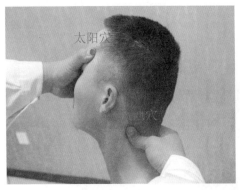
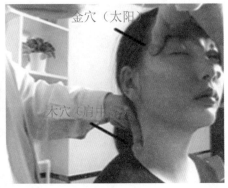

8.患者端坐，施术者站于患者正后方，用双手拇指重叠依次点压水穴大椎、身柱各半分钟。

9.患者端坐，施术者站于患者正后方，用双手拇指依次点压双侧水穴曲垣、魄户、神堂、譩譆穴各半分钟，术毕。

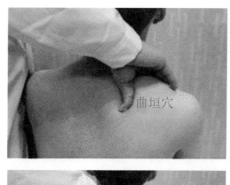
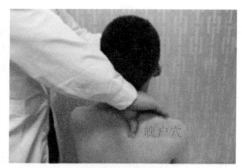
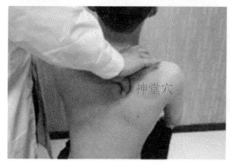
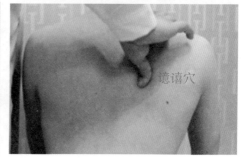

（三）主治颠顶痛（厥阴经病）

具体操作手法如下：

1.患者端坐，施术者站于患者右侧，用右手拇指、中指点压在患者金穴左太阳、木穴右太阳，左手拇指点压土穴百会，其余四指环形固定于后枕部，同时发力点压半分钟。

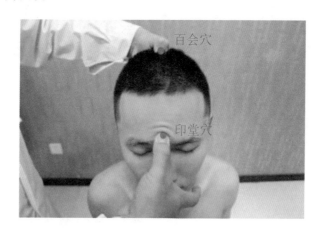

2.患者端坐，施术者站于患者右侧，用左手拇指点压土穴百会，其余四指环形固定于后枕部，右手拇指依次点压于土穴印堂、火穴神庭各半分钟。

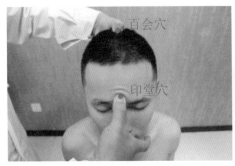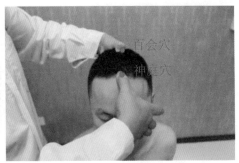

3.患者端坐，施术者站于患者正前方，用左、右手拇指同时从火穴攒竹沿眉向外轻推至火穴鱼腰，旋转 45°，向上沿膀胱经顺经上行依次点压金穴左曲差、左承光、左通天，木穴右曲差、右承光、右通天各半分钟，同时双手四指环形固定头部。

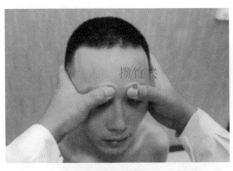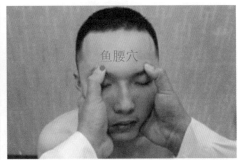

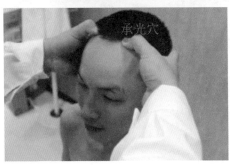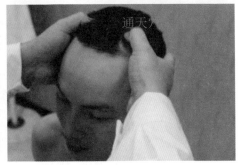

4. 患者端坐，术者站立于患者正前方，术者左、右手拇指依次点压左金穴、右木穴；术者站立于患者右侧，术者左、右手拇指依次点压前火穴四神聪穴、后水穴四神聪穴。

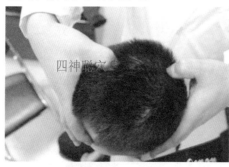
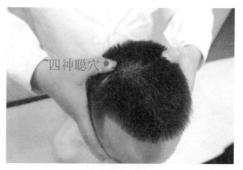

5. 施术者站于患者右侧，用右手拇指、中指点压在患者金穴左太阳、木穴右太阳，左手拇指、中指点压金穴左风池、木穴右风池半分钟，左手拇指、中指下滑点压金穴左肩中俞、木穴右肩中俞各半分钟；用左手虎口托起枕部，同时向上牵引项部 3~5 次。

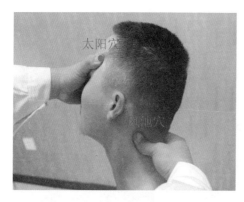
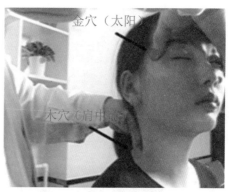

6. 患者端坐，施术者站于患者正前方，用双手拇指点压金穴左睛明、木穴右睛明穴，双手拇指点压金穴左太阳、木穴右太阳，其余四指固定头部。

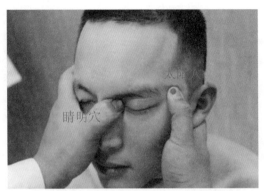

7. 患者端坐，施术者站于患者正前方，用双手拇指点压金穴左四白、木穴右四白，双手拇指点压金穴左鱼腰、木穴右鱼腰，其余四指固定头部。

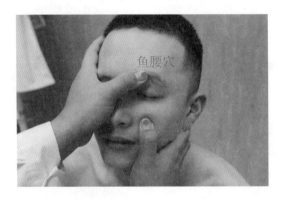

8. 患者端坐，施术者站立于患者右侧，左手拇指点压土穴百会，其余四指环形固定于后枕部，右手拇指点压于水穴承浆，中指点压于水穴海泉，透捏 3~5 次，右手拇指依次点压于土穴人中 5 秒，土穴印堂、火穴神庭各半分钟。

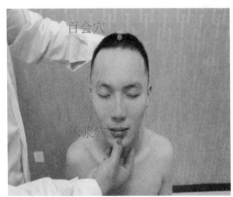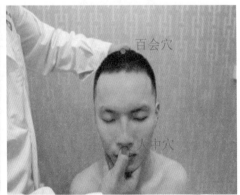

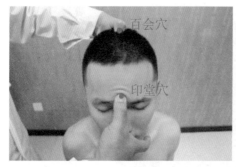
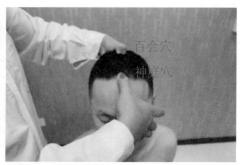

9.患者端坐，术者站立于患者正后方，双手拇指重叠依次点压水穴大椎、身柱各半分钟。

10.患者端坐，术者站立于患者正后方，双手拇指依次点压双侧水穴曲垣、魄户、神堂、譩譆各半分钟，术毕。

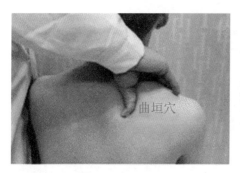
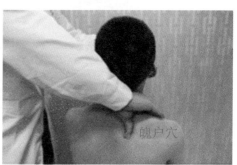

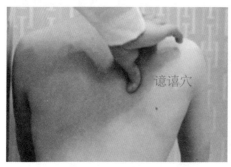
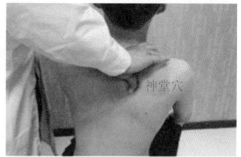

（四）主治颞侧头痛（少阳经病）

具体操作手法如下：

1. 患者端坐，施术者站立于患者正前方，用双手拇指点压金穴左睛明、木穴右睛明穴，双手拇指点压金穴左太阳、木穴右太阳，其余四指固定头部；双手拇指点压金穴左四白、木穴右四白，双手拇指点压金穴左鱼腰、木穴右鱼腰，其余四指固定头部。

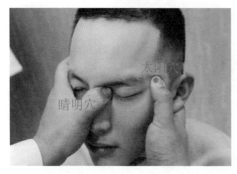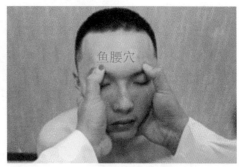

2. 患者端坐，施术者站于患者正前方，用双手拇指点压金穴左太阳、木穴右太阳，双手拇指点压金穴左率谷、木穴右率谷，其余四指固定头部。

3. 患者端坐，施术者站立于患者右侧，左手拇指点压土穴百会，其余四指环形固定于后枕部，右手拇指点压于水穴承浆，中指点压于水穴海泉，透捏 3~5 次，右手拇指依次点压于土穴人中 5 秒，土穴印堂、火穴神庭各半分钟。

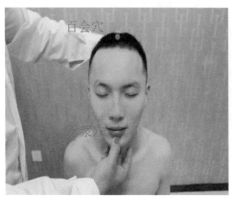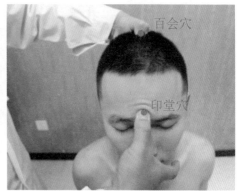

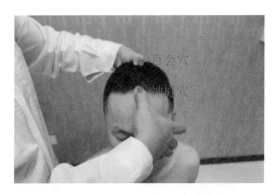

4. 患者端坐，施术者站于患者正前方，用左、右手拇指同时从火穴攒竹沿眉向外轻推至火穴鱼腰，旋转45°，向上沿膀胱经顺经上行依次点压金穴左曲差、左承光、左通天，木穴右曲差、右承光、右通天各半分钟，同时双手四指环形固定头部。

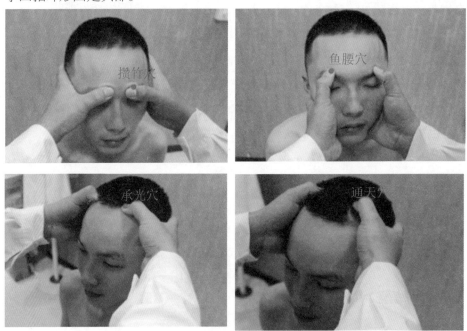

5. 施术者站于患者右侧，用右手拇指、中指点压在患者金穴左太阳、木穴右太阳，左手拇指、中指点压金穴左风池、木穴右风池半分钟，左手拇指、

中指下滑点压金穴左肩中俞、木穴右肩中俞各半分钟；用左手虎口托起枕部，同时向上牵引项部 3~5 次。

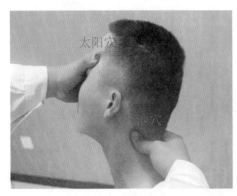
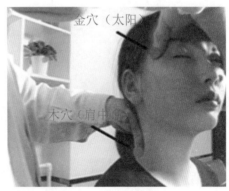

6. 患者端坐位，施术者站于患者右侧，右手同时拉患者三指（食指、中指、无名指），左手拇指一次点压金穴左阳池、手三里、曲池，木穴右阳池、手三里、曲池穴各半分钟；右手托起患者前臂前屈上举，左手拇指依次点压火穴臑俞、肩贞穴各半分钟（同法另一侧施术）。

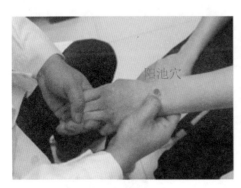
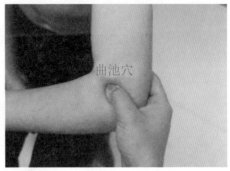

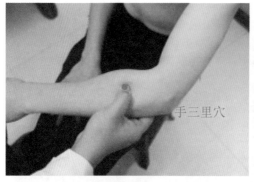
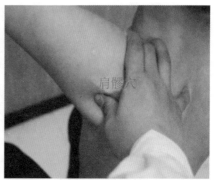

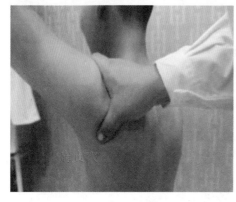
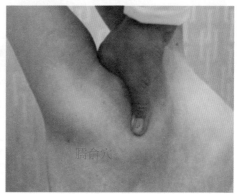

7.患者端坐，施术者站立于患者正后方，双手拇指重叠依次点压水穴大椎、身柱穴各半分钟。

8.患者端坐，术者站立于患者正后方，双手拇指依次点压双侧水穴曲垣、魄户、神堂穴、譩譆穴各半分钟，术毕。

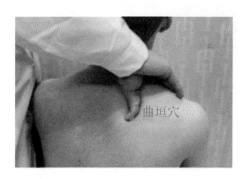
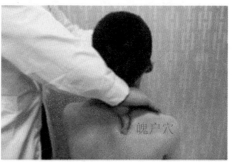

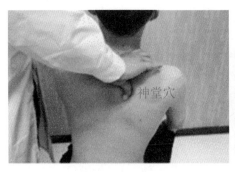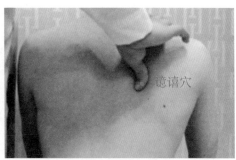

神堂穴　　　　　　　　　　　　　　　　譩譆穴

二、强坤术

强坤术通过在相关木、火、土、金、水五行穴上施术，具有行气活血，温中止痛的功效，主治胃脘痛、腹痛（脐周痛）、小腹痛（少腹痛）、胁肋痛等。

（一）主治胃脘痛

具体操作手法如下：

1.患者取仰卧位，放松腹部，施术者站于患者右侧，用右手中指点压土穴下脘，持续半分钟至1分钟。

2.施术者右手拇指点压水穴鸠尾顺时针上顶，左手中指点压水穴中脘逆时针下捺（注：长时间点压水穴鸠尾，患者会呕吐）。

3.施术者双手食指、中指、无名指合用，以中指发力，点压金穴左腹哀、木穴右腹哀，同时内旋45°，并向上轻推1分钟进行收、放施术。

4.施术者双手食指、中指、无名指合用，以中指发力，点压金穴左大横、木穴右大横，同时内旋45°，并向上轻推1分钟进行收、放施术。

5.施术者双手食指、中指、无名指合用，以中指发力，点压金穴左府舍、木穴右府舍，同时内旋45°，并向上轻推1分钟进行收、放施术。

6.施术者右手中指点压土穴神阙穴约1分钟，并缓缓松开。

7.施术者双手拇指和中指分别点压金穴左大横、木穴右大横，金穴左府舍、木穴右府舍，并双手同时发力向上轻轻提起，约1分钟。

8.施术者左手拇指点压火穴上脘穴，顺时针上顶，其余四指垂直侧立并拢，右手依次牵拉患者双手三指（食指、中指、无名指）各一次。

（二）主治腹痛（脐周痛）

具体操作手法如下：

1.患者取仰卧位，放松腹部，施术者位于患者右侧，双手食指、中指、无名指合用，以中指发力，点压金穴左大横、木穴右大横，同时内旋45°，并向上轻推1分钟进行收、放施术。

2.施术者右手拇指点压水穴鸠尾，旋转上顶，左手中指点压水穴下脘，逆时针下捺。

3.施术者右手拇指点压患者火穴关元，内旋上顶约半分钟。双手食指、中指、无名指合用，以中指发力，点压金穴左腹哀、木穴右腹哀，同时内旋45°，并向上轻推1分钟进行收、放施术。

4.施术者右手拇指上顶火穴上脘，左手拇指下推水穴膻中；双手食指、中指、无名指合用，以中指发力，点压金穴左府舍、木穴右府舍，同时内旋45°，并向上轻推1分钟进行收、放施术。

5.施术者左手拇指和其余三指点压金穴左大横、木穴右大横，内收上提；右手中指点压火穴关元穴，后两手相互拉动，向中间点压，约半分钟。

6.施术者右手拇指点压土穴神阙，左手捏患者鼻子令患者憋气，3~5秒缓缓放开。

（三）主治小腹痛（少腹痛）

具体操作手法如下：

1.患者取仰卧位，放松腹部，施术者位于患者右侧，右手拇指点压患者火穴关元，顺时针上顶约半分钟。

2.施术者双手食指、中指、无名指合用，以中指发力，点压金穴左府舍、木穴右府舍，同时内旋45°，并向上轻推1分钟进行收、放施术。

3.施术者双手食指、中指、无名指合用，以中指发力，点压金穴左大横、木穴右大横，同时内旋45°，并向上轻推1分钟进行收、放施术。

4. 施术者右手拇指依次点压土穴三阴交，木穴血海穴（男从左始，女从右始）。

5. 施术者右手拇指点压火穴中脘，顺时针上推点压半分钟。

6. 施术者右手拇指和中指点压金穴左大横、木穴右大横上提，左手拇指点压水穴膻中，向下发力。

7. 施术者双手食指、中指、无名指合用，以中指发力，点压金穴左府舍、木穴右府舍，同时内旋 45°，并向上轻推 1 分钟进行收、放施术。

8. 施术者左手拇指点压火穴上脘，顺时针上顶，其余四指垂直侧立并拢，右手依次牵拉患者双手三指（食指、中指、无名指）各 1 次。

（四）主治胁肋痛

具体操作手法如下：

1. 患者取仰卧位，放松腹部，施术者位于患者右侧，右手中指点压患者火穴下脘，内旋上顶约半分钟。

2. 施术者右手拇指和中指同时点压金穴左腹哀，木穴右腹哀，左手点压水穴膻中，配合呼吸 3 次。

3. 施术者双手食指、中指、无名指合用，以中指发力，点压金穴左大横、木穴右大横，同时内旋 45°，并向上轻推 1 分钟进行收、放施术，同时让患者配合深呼吸 3 次（鼻子吸，嘴巴呼）。

4. 施术者双手食指、中指、无名指合用，以中指发力，点压金穴左府舍、木穴右府舍，同时内旋 45°，并向上轻推 1 分钟进行收、放施术。

5. 施术者左手拇指和其余三指点压金穴左大横、木穴右大横，内收上提；右手中指点压火穴关元，后两手相互拉动，向中间点压，约半分钟。

6. 施术者右手拇指点压土穴神阙，左手捏住患者鼻子 3~5 秒。

7. 施术者右手拇指点压火穴关元，顺时针上顶，左手捏住患者鼻子 3~5 秒。

8. 施术者双手食指、中指、无名指合用，以中指发力，点压金穴左大横、木穴右大横，同时内旋 45°，并向上轻推 1 分钟进行收、放施术，同时让患者配合深呼吸 3 次（鼻子吸，嘴巴呼）。

9.施术者左手拇指点压火穴上脘，顺时针上顶，其余四指垂直侧立并拢，右手依次牵拉患者双手三指（食指、中指、无名指）各 1 次。

三、培元术

培元术通过在相关木、火、土、金、水五行穴上施术，具有培补元气，壮腰止痛的功效，主治普通腰痛和伴有下肢疼痛、麻木、放射状腰痛等。

（一）主治普通腰痛

具体操作手法如下：

1.患者取俯卧位，施术者位于左侧，双手拇指点压金穴左肾俞、木穴右肾俞，并逆经上推。

2.施术者左手扶持患者腰部，右手拇指点压患者左侧金穴环跳，推至秩边穴，止于胞肓穴）。

3.施术者左手扶持患者腰部，右手点压患者左侧金穴殷门上推，点压半分钟。

4.施术者沿足太阳膀胱经，由左手点压患者左侧金穴殷门，向上点压金穴承扶，右手点压左侧金穴殷门穴。

5.施术者移位至患者右侧，重复步骤 2~4 施术。

6.患者取仰卧位放松腹部，施术者位于右侧，双手食指、中指、无名指合用，以中指发力，点压金穴左大横、木穴右大横，同时内旋 45°，并向上轻推半分钟进行收、放施术。

7.患者取仰卧位放松腹部，施术者位于右侧，双手食指、中指、无名指合用，以中指发力，点压金穴左府舍、木穴右府舍，同时内旋 45°，并向上轻推半分钟进行收、放施术。

8.患者取仰卧位放松腹部，施术者站位于患者右侧，右手拇指与中指点压金穴左曲泉、左膝阳关，木穴右曲泉、右膝阳关，左手固定髋关节，上提 3 次，使术者膝关节髋关节呈 90°，对侧相同施术。

9.患者取俯卧位，施术者沿足太阳膀胱经，依次上推金穴左意舍、木穴右意舍约半分钟；双手拇指推向两侧金穴左魂门、木穴右魂门约半分钟；双手拇指推向两侧金穴左膈关、木穴右膈关约半分钟。

（二）主治腰痛（伴有下肢疼痛麻木放射状）

具体操作手法如下：

1.患者取俯卧位，施术者位于左侧（男从左始、女从右始），左手扶持患者腰部，右手点压患者左金穴承扶，约半分钟。

2.施术者沿足太阳膀胱经，由左手点压患者左侧金穴承山向上推至土穴委中，右手点压左侧金穴承山，约半分钟。

3.施术者沿足太阳膀胱经，由左手点压患者左侧土穴委中向上推至金穴殷门，右手点压左侧土穴委中。

4.施术者沿足太阳膀胱经，由左手点压患者左侧金穴殷门向上推至金穴承扶，右手点压左侧金穴殷门。

5.施术者移位至患者右侧，重复步骤2~4施术。

6.患者取仰卧位，施术者站于患者右侧，左手拇指、中指点压右木穴膝阳关、曲泉穴，相互透捏，右手握住患者脚腕向远端牵拉数次。

7.施术者左手垫扶于患者腘窝处，右手握脚踝使膝关节反复伸屈膝90° 3次。

8.施术者沿足太阳膀胱经，依次上推金穴左意舍、木穴右意舍约半分钟，双手拇指推向两侧金穴左魂门、木穴右魂门约1分钟，双手拇指推向两侧金穴左膈关、木穴右膈关约半分钟。

四、强筋术

强筋术通过在相关木、火、土、金、水五行穴上施术，具有活血化瘀、通络止痛的功效，主治关节肿胀、僵硬型膝痹和关节疼痛无力型膝痹。

（一）主治膝痹（关节肿胀、僵硬）

具体操作手法如下：

1. 男从左始，女从右始，此以女为例，嘱患者仰卧硬板床，施术者站于患者右侧，用双手拇指点压内外膝眼，两手其余四指点压腘窝，固定后，向远端做轻度牵拉 2~3 次。

2. 嘱患者微微屈膝约 30°，施术者左手拇指与中指点压患者金穴左膝阳关、左曲泉，木穴右膝阳关、右曲泉，右手拇指点压土穴足三里，方位向下约 1 分钟。

3. 施术者双手拇指点压患者金穴左膝阳关、左曲泉，木穴右膝阳关、右曲泉，相互透捏。

4. 嘱患者右膝屈曲，施术者左手点压金穴左鹤顶、木穴右鹤顶，其余四指固定腘窝处，右手拇指点压火穴解溪，其余四指拉动脚掌向上近端拉动。

5. 施术者左手扶持患者右髋处，左手拇指依次点压金穴左鹤顶、木穴右鹤顶推至伏兔穴。

6. 重复步骤 1~5，施术对侧。

7. 施术者右手中指点压火穴中极，顺时针上推点压半分钟。

8. 施术者双手食指、中指、无名指合用，以中指发力，点压金穴左府舍、木穴右府舍，同时内旋 45°，并向上轻推 1 分钟进行收、放施术。

9. 嘱患者俯卧位，施术者站于患者右侧，沿足太阳膀胱经，由左手点压患者右侧木穴承山，右手点压患者右侧土穴委中，约半分钟。

10. 施术者沿足太阳膀胱经，由左手点压患者土穴委中，右手点压患者右侧木穴殷门，约半分钟。

11. 施术者沿足太阳膀胱经，由左手点压患者右侧木穴殷门，右手点压患者右侧木穴承扶，约半分钟。

12. 重复步骤 9~11，施术对侧。

13. 嘱患者俯卧位，施术者左手拇指与中指透捏膝阳关和曲泉，右手握住患者踝关节向后牵拉 3 次，同法施术对侧。

（二）主治膝痹（关节疼痛无力）

具体操作手法如下：

1. 嘱患者仰卧硬板床，双下肢自然伸直，施术者位于患者右侧，右手中指顺时针点压火穴中极上推半分钟。

2. 施术者双手食指、中指、无名指合用，以中指发力，点压金穴左府舍、木穴右府舍，同时内旋 45°，并向上轻推 1~2 分钟进行收、放施术。

3. 施术者双手拇指重叠点压患者土穴足三里约半分钟。

4. 施术者双手拇指点压患者金穴左膝阳关、左曲泉，木穴右膝阳关、右曲泉，相互透捏。

5. 施术者双手拇指点压内外膝眼，两手其余四指点压腘窝，固定后，向远端做轻度牵拉 2~3 次。

6. 嘱患者下肢自然放松，术者左手拇指点压两膝眼之间火穴，右手拇指点压金穴左太冲、木穴右太冲。

7. 嘱患者下肢自然放松，术者左手拇指点压金穴左鹤顶、木穴右鹤顶，其余四指固定膝部，右手拇指点压火穴解溪，其余四指拉动脚掌向上近端拉动。

8. 施术者左手垫于腘窝处，右手紧握患者踝关节，使患者膝关节呈 90° 屈曲运动。

9. 重复步骤 3~8，施术对侧。

10. 嘱患者俯卧位下肢自然放松，术者站于患者右侧，右手拇指点压金穴左委阳、木穴右委阳，左手拇指点压金穴左昆仑、木穴右昆仑，其余四指环扣足踝向下适力牵拉 3 次。

11. 施术者双手拇指点压金穴左昆仑、左太溪，木穴右昆仑、右太溪，同时施术收放踝部筋血，术毕。

五、通督术

通督术通过在相关木、火、土、金、水五行穴上施术，具有活血化瘀，通痹止痛的功效，主治痹症型颈椎病、落枕型颈椎病、眩晕型颈椎病、五官型颈椎病。

（一）主治痹症型颈椎病

具体操作手法如下：

1. 男从左始，女从右始，此以男为例，嘱患者端坐，施术者站于患者前方，左手拉患者三指（食指、中指、无名指），右手点压水穴外关。

2. 施术者右手拇指点压患者金穴左手三里、木穴右手三里，点压约半分钟。

3. 施术者右手拇指点压患者金穴左曲池、木穴右曲池，点压约半分钟。

4. 施术者右手拇指点压患者金穴左内关、木穴右内关，点压约半分钟。

5. 施术者右手拇指点压患者金穴左曲泽、木穴右曲泽，点压约半分钟。

6. 施术者右手拇指点压患者金穴左肩髃、木穴右肩髃，点压每穴约半分钟，同时双手结合反向用力牵拉。施术者左手举起患者右臂，分别点压金穴左臑俞、左肩贞，木穴右臑俞、右肩贞。

7. 施术者站立于患者左侧，左手拇指、中指点压患者金穴左太阳、木穴右太阳；右手拇指、中指点压金穴左风池、木穴右风池半分钟；右手拇指、中指下滑点压金穴左肩中俞、木穴右肩中俞各半分钟。右手虎口托起枕部，同时向上牵引项部3~5次。

8. 施术者站于患者右侧，右手拇指和中指点压金穴左太阳、木穴右太阳，将患者头部向右侧牵拉，左手拇指依次点压金穴左曲垣、左魄户、左神堂、左譩譆，木穴右曲垣、右魄户、右神堂、右譩譆。

9. 重复以上步骤，对侧施术。

10. 嘱患者端坐，施术者站立于患者正后方，双手拇指重叠依次点压水穴大椎、水穴身柱各半分钟。

11. 施术者右手拉住患者右手三指向远端牵拉，左手拇指和中指依次点压水穴云门、火穴肩髎，对侧施术。

（二）主治落枕型颈椎病

具体操作手法如下：

1. 男从左始，女从右始，此以男为例，嘱患者端坐，施术者站于患者前方，左手拉患者三指（食指、中指、无名指），右手点压水穴外关。

2. 施术者右手拇指点压患者金穴左手三里、木穴右手三里，点压约半分钟。

3. 施术者右手拇指点压患者金穴左曲池、木穴右曲池，点压约半分钟。

4. 施术者右手拇指点压患者金穴左内关、木穴右内关，点压约半分钟。

5. 施术者右手拇指点压患者金穴左曲泽、木穴右曲泽，点压约半分钟；左手拉住患者手部向远端牵拉，右手依次点压患者水穴云门、火穴肩髎。

6. 施术者右手拇指点压患者金穴左肩髃、木穴右肩髃，点压每穴约半分钟，同时双手结合反向用力牵拉。施术者左手举起患者右臂，分别点压金穴左臑俞、左肩贞，木穴右臑俞、右肩贞。

7. 重复步骤 1~6，对侧施术。

8. 嘱患者端坐，施术者站于患者右侧，右手拇指、中指点压在患者金穴左太阳、木穴右太阳，左手拇指点压土穴百会，其余四指环形固定于后枕部，同时发力点压半分钟。

9. 施术者站立于患者左侧，左手拇指、中指点压患者金穴左太阳、木穴右太阳；右手拇指、中指点压金穴左风池、木穴右风池半分钟；右手拇指、中指下滑点压金穴左肩中俞、木穴右肩中俞各半分钟。右手虎口托起枕部，同时向上牵引项部 3~5 次。

10. 施术者左手拇指与中指点压金穴左肩中俞、木穴右肩中俞，右手点压患者金穴左太阳、木穴右太阳，同时向左、右两侧旋转牵拉 3~5 次。

11. 施术者站于患者右侧，右手拇指和中指点压金穴左太阳、木穴右太阳，将患者头部向右侧牵拉，左手拇指依次点压金穴左曲垣、左魄户、左神堂、左噫嘻，木穴右曲垣、右魄户、右神堂、右噫嘻。

12. 嘱患者端坐，施术者站立于患者右侧，右手拇指、中指点压金穴左太阳、木穴右太阳，左手拇指点压水穴大椎半分钟。

13.对侧施术，重复步骤 9~12。

14.嘱患者端坐，施术者站立于患者正后方，双手拇指重叠依次点压水穴大椎、水穴身柱各半分钟。

（三）主治眩晕型颈椎病

具体操作手法如下：

1.男从左始，女从右始，此以男为例，嘱患者端坐，施术者站于患者前方，左手拉患者三指（食指、中指、无名指），右手点压水穴外关。

2.施术者右手拇指点压患者金穴左内关、木穴右内关，点压约半分钟。

3.施术者右手拇指点压患者金穴左曲泽、木穴右曲泽，点压约半分钟。

4.对侧施术，重复步骤 1~3。

5.嘱患者端坐，施术者站立于患者右侧，右手拇指、中指点压在患者金穴左太阳、木穴右太阳，左手拇指点压土穴百会，其余四指环形固定于后枕部，同时发力点压半分钟。

6.嘱患者端坐，施术者站立于患者正前方，双手拇指点压金穴左睛明、木穴右睛明，双手拇指点压金穴左太阳、木穴右太阳，其余四指固定头部；双手拇指点压金穴左四白、木穴右四白，双手拇指点压金穴左鱼腰、木穴右鱼腰，其余四指固定头部。

7.施术者站于患者右侧，右手拇指、中指点压患者金穴左太阳、木穴右太阳；左手拇指、中指点压金穴左风池、木穴右风池半分钟，左手拇指、中指下滑点压金穴左肩中俞、木穴右肩中俞各半分钟；左手虎口托起枕部，同时向上牵引项部 3~5 次。

8.嘱患者端坐，施术者站于患者正前方，左右两手拇指同时从火穴攒竹沿眉向外轻推至火穴鱼腰，旋转 45°，向上沿膀胱经顺经上行依次点压金穴左曲差、左承光、左通天，木穴右曲差、右承光、右通天各半分钟，同时双手四指环形固定头部。

9.嘱患者端坐，施术者站于患者右侧，左手拇指点压土穴百会，其余四指环形固定于后枕部；右手拇指点压于水穴承浆，中指点压于水穴海泉，透捏 3~5 次，左手拇指依次点压于土穴人中 5 秒，土穴印堂、火穴神庭各半分钟。

10. 施术者右手中指和拇指点压患者双侧太阳穴，左手拇指和中指点双侧风池穴向上提向两侧旋转 30°~45°。

11. 施术者左手托起患者左臂，右手拇指分别点压金穴左臑俞、木穴右肩贞，同法施术对侧。

12. 嘱患者端坐，施术者站立于患者正后方，双手拇指重叠依次点压水穴大椎、水穴身柱各半分钟。

13. 嘱患者端坐，施术者站立于患者正后方，双手拇指依次点压双侧水穴曲垣、魄户、神堂、譩譆各半分钟。

（四）主治五官型颈椎病

具体操作手法如下：

1. 男从左始，女从右始，此以男为例，嘱患者端坐，施术者站立于患者右侧，右手拇指、中指点压在患者金穴左太阳、木穴右太阳，左手拇指点压土穴百会，其余四指环形固定于后枕部，同时发力点压半分钟。

2. 嘱患者端坐，施术者站立于患者右侧，左手拇指点压土穴百会，其余四指环形固定于后枕部，右手拇指点压于水穴承浆，中指点压于水穴海泉，透捏 3~5 次，右拇指依次点压于土穴人中 5 秒，土穴印堂、火穴神庭各半分钟。

3. 施术者站立于患者右侧，右手拇指、中指点压在患者金穴左太阳穴、木穴右太阳；左手拇指、中指点压金穴左率谷、左风池，木穴右率谷、右风池半分钟；左手拇指、中指下滑点压金穴左肩中俞、木穴右肩中俞各半分钟。左手虎口托起枕部，同时向上牵引项部 3~5 次。

4. 施术者右手拇指、中指点压患者金穴左太阳穴、木穴右太阳，左手拇指、中指点压金穴左风池、木穴右风池半分钟，轻轻上提牵拉 30°~45°后下滑至金穴左肩中俞、木穴右肩中俞。

5. 嘱患者端坐，施术者站立于患者正前方，左、右拇指同时从火穴攒竹沿眉向外轻推至火穴鱼腰，旋转 45°，向上依次点压左金穴左曲差、左承光、左通天，木穴右曲差、右承光、右通天各半分钟，同时双手四指环形固定头部。

6. 嘱患者端坐，施术者站立于患者正后方，双手拇指重叠依次点压水穴大椎、水穴身柱各半分钟。

7. 嘱患者端坐，施术者站立于患者右侧，右手拇指、中指点压金穴左太阳、木穴右太阳，左手拇指依次点压水穴曲垣、魄户、神堂、谚谭各半分钟，同法施术对侧。

8. 左手拉患者三指（食指、中指、无名指），并下压约 3 秒，施术者右手拇指点压患者金穴左曲池、左内关、左曲泽，点压约半分钟，同法施术对侧。

9. 嘱患者端坐，施术者站立于患者正后方，双手拇指依次点压双侧水穴曲垣、魄户、神堂、谚谭，各半分钟，术毕。

第三章
张氏经络收放疗法临床应用

第一节 心脑病证

一、眩晕（高血压病）

眩晕是目眩和头晕的总称，临床以眼花、视物不清和昏暗发黑为眩；以感觉自身或外界物体运动或旋转不能站立为晕，因两者常并见，故统称为"眩晕"。本病轻者闭目即止，重者如坐车船，旋转不定，不能站立，或伴有恶心、呕吐、汗出，甚则昏倒等症状。

中医学对本病的病因病机及诊疗的认识，在我国历代的医籍多有论述。眩晕最早记载见于《黄帝内经》，称为"眩冒""眩"。如《灵枢·海论》说"髓海不足，则脑转耳鸣，胫酸眩冒，目无所见，懈怠安卧"。《素问·至真要大论》有"诸风掉眩，皆属于肝"的记载。金代刘完素在《素问·玄机原病式·五运主病》中给"眩"下的定义是"眩，昏乱眩运也"。元代朱震亨在《丹溪心法·头眩》中对眩晕的症状描述为"眩者，言其黑运旋转，其状目闭眼暗，身转耳聋，如立舟车之上，起则欲倒"。历代医家对其病因的论述不外虚实两端，虚者为气血亏虚或肾精不足；实者为风、火、痰、瘀扰乱清空。

现代医学中眩晕是临床常见症状，可见于多种疾病，如梅尼埃病、迷路炎、脑动脉粥样硬化、椎基底动脉供血不足、低血压、高血压、贫血等。对上述疾病以眩晕为主症的，根据中医辨证论治的原则，采取辨病与辨证相结合的张氏经络收放疗法治疗，有较好的疗效。

本病的临床表现为常见典型的眩晕症状，感觉自身旋转或视物旋转，头晕目眩轻者闭目即止，重者如坐车船，旋转不定，甚则仆倒。严重者还可伴有头痛、项强、恶心呕吐、耳鸣耳聋、汗出、面色苍白等症状。病情常慢性起病，逐渐加重，或急性起病，或反复发作。眩晕具体可分为肝阳上亢型、气血亏虚型、痰湿中阻型、肾精不足型和瘀血阻窍型五种证型。其中，张氏经络收放疗法对肝阳上亢型、气血亏虚型、痰湿中阻型眩晕疗效显著。

（一）肝阳上亢型

1. 临床表现

眩晕耳鸣，头痛且胀，每因烦劳或恼怒而头晕、头痛加剧，甚则仆倒，面色潮红，急躁易怒，失眠多梦，或手足震颤，舌红、苔黄，脉弦或弦数。

2. 治疗方法

平肝潜阳，滋养肝肾。

3. 张氏经络收放疗法

（1）处方

土穴（合谷），土穴（曲池），土穴（印堂），土穴（百会），土穴（神门），土穴（太冲），水穴（肝俞），金穴（左肾俞），木穴（右肾俞）。

（2）定位

合谷在手背第1、第2掌骨之间，约平第2掌骨桡侧的中点处。简便取穴时，以一手的拇指指骨关节横纹，放在另一手拇、食指之间的指蹼缘上，当拇指尖下是穴，为手阳明大肠经原穴。

曲池位于屈肘成直角时，肘横纹外侧端与肱骨外上髁连线的中点，为手阳明大肠经穴。

印堂为经外奇穴，位于两眉头连线的中点。

百会为督脉之穴，位于头顶正中。

神门在腕横纹尺侧端，尺侧腕屈肌腱的桡侧凹陷处，为手少阴心经输穴和原穴。

太冲为足厥阴肝经穴，位于足背第1、第2跖骨结合部之前的凹陷中，为肝之原穴。

肝俞属足太阳膀胱经穴，位于第9胸椎棘突下，旁开1.5寸处。

肾俞为足太阳膀胱经穴，位于第2腰椎棘突下，旁开1.5寸处。

（3）方义

土穴合谷为手阳明大肠经原穴，主治面口疾病，可疏通手阳明大肠经气而止眩晕。土穴曲池为手阳明大肠经合穴，可疏通大肠经气，具有降压作用，用于高血压眩晕。土穴印堂为经外奇穴，主治头痛、眩晕，可清利头目。土穴百会为督脉之穴，可升发阳气，主治眩晕。土穴神门为手少阴心经输穴和原穴，具有疏通少阴心经经气作用，可治高血压。土穴太冲为足厥阴肝经穴，为肝之原穴，是肝经五输穴之一，可平肝潜阳，主治头痛、眩晕等症。水穴肝俞属足太阳膀胱经穴，为肝之背俞穴，既可疏通足太阳经气，又能滋肝阴，潜肝阳而治眩晕。左金右木肾俞为足太阳膀胱经穴，为肾之背俞穴，既可疏通足太阳经气，又可滋肾阴以滋水涵木。以上诸穴五行相配，五脏相生，共起平肝潜阳，滋养肝肾之功。

（4）操作要点

土穴合谷、曲池、印堂、百会、神门、太冲，以上诸穴，性质属土，故用平补平泻法以泻热清心，平降肝阳；水穴肝俞、木穴右肾俞，两穴性质属水、木，故用泻法，以平肝潜阳，兼滋肝肾之阴；金穴左肾俞，性质属金，故用补法，以滋补肾阴，滋水涵木。

（5）操作方法

土穴合谷、曲池、印堂、百会、神门、太冲以左转三周、右转三周为法，力度均匀，既不上顶，也不下压，即为平补平泻；对金穴左肾俞以顺时针方向上顶轻按为法，即为补；对水穴肝俞、木穴右肾俞以逆时针方向向下重按为法，即为泻。

（二）气血亏虚型

1. 临床表现

眩晕，动则加剧，劳累即发，伴神疲乏力，气短懒言，动则汗出，面色㿠白，食欲不振，口唇爪甲淡白，心悸少寐，舌淡、苔薄白，脉细弱。

2. 治疗方法

补益气血。

3. 张氏经络收放疗法

（1）处方

土穴（百会），木穴（气海），火穴（关元），土穴（足三里），木穴（血海），土穴（曲池），水穴（大椎），火穴（脾俞），金穴（左肾俞），木穴（右肾俞），水穴（命门）。

（2）定位

百会、曲池、肾俞三穴定位参见本病肝阳上亢型眩晕定位相关内容。

气海属任脉，前正中线上，脐下 1.5 寸，为肓之原穴。

关元属任脉，前正中线上，脐下 3 寸，为小肠募穴。

足三里属足阳明胃经，为足阳明经合穴和胃之下合穴，犊鼻穴下 3 寸，胫骨前嵴外一横指处。

血海属足太阴脾经，屈膝时，在髌骨内上缘上 2 寸，当股四头肌内侧头的隆起处。

大椎属督脉，在后正中线上，第 7 颈椎棘突下凹陷中。

脾俞属足太阳膀胱经，为脾之背俞穴，位于第 11 胸椎棘突下，旁开 1.5 寸处。

命门属督脉位于后正中线上，第 2 腰椎棘突下凹陷中。

（3）方义

土穴百会为督脉之穴，可升发阳气，使气血上荣于头。土穴曲池可调节手阳明经气。左金右木穴肾俞可疏通足太阳经气，滋肾中之精。木穴气海属任脉，为肓之原穴，可补气生血。火穴关元属任脉，为小肠募穴，既可补任脉之气，又可助气血生化之源。土穴足三里属足阳明胃经，为足阳明经合穴和胃之下合穴，是强壮要穴，可助气血生化之源。木穴血海属足太阴脾经，可补脾养血。水穴大椎属督脉，可温通督脉阳气。火穴脾俞属足太阳膀胱经，为脾之背俞穴，可滋助脾胃而生气血。水穴命门属督脉，可温命门之火。以上诸穴，五行相配，生克制化，共起温肾健脾，益气养血之功。

（4）操作要点

土穴百会、足三里、曲池，以上诸穴性质属土，故用平补平泻法以益气生血。木穴气海、木穴血海、木穴右肾俞、水穴大椎、水穴命门，以上穴位性质属水、属木，故用泻法，以流通血气。火穴关元、火穴脾俞、金穴左肾俞，以上诸穴性质属金、属火，故用补法以滋补气血。

（5）操作方法

土穴百会、足三里、曲池以左转三周，右转三周为法，力度均匀，既不上顶，也不下压，即为平补平泻。对火穴关元、火穴脾俞、金穴左肾俞以顺时针方向上顶轻按为法，即为补。对木穴气海、木穴血海、木穴右肾俞、水穴大椎、水穴命门以逆时针方向向下重按为法，即为泻。

（三）痰湿中阻型

1.临床表现

眩晕，头重昏蒙，或伴视物旋转，胸闷不舒，泛恶或呕吐痰涎，肢体困倦，纳呆，苔白腻，脉濡滑。

2.治疗方法

化湿祛痰，健脾和胃。

3.张氏经络收放疗法

（1）处方

土穴（百会），水穴（头维），水穴（中脘），土穴（足三里），金穴（商丘）。

（2）定位

百会、足三里两穴定位参见本病肝阳上亢型和气血亏虚型定位。

头维属足阳明胃经，当额角发际上 0.5 寸，头正中线旁 4.5 寸。

中脘属任脉，在前正中线上，脐上 4 寸，或脐与胸剑联合连线的中点处，为胃之募穴、八会穴之腑会。

商丘属足太阴脾经，为足太阴脾经经穴，位于内踝前下方凹陷中，当舟骨结节与内踝尖连线的中点处。

（3）方义

土穴百会属督脉，可化痰醒神。土穴足三里属足阳明胃经，可益气健脾，化痰除湿。水穴头维属足阳明胃经，主治头痛眩晕。水穴中脘属任脉，为胃之募穴、八会穴之腑会，可健中除湿。金穴商丘属足太阴脾经，为足太阴脾经经穴，可健脾除湿。以上五穴，土水金相配，可健脾除湿、化痰止眩。

（4）操作要点

土穴百会、足三里，性质属土，故用平补平泻法以健脾化痰除湿。水穴头维、中脘，性质属水，故用泻法，以化痰除湿，健运中焦脾胃。金穴商丘性质属金，故用补法以健脾除湿。

（5）操作方法

土穴百会、足三里以左转三周、右转三周为法，力度均匀，既不上顶，也不下压，即为平补平泻。金穴商丘以顺时针方向上顶轻按为法，即为补。水穴头维、中脘以逆时针方向向下重按为法，即为泻。

二、中风后遗症

中风后遗症是指中风发病 6 个月以后遗留下来的口眼㖞斜，语言不利，半身不遂等症状的总称，属中医"偏瘫""偏枯""偏废"等病证范畴。常因中风之后，脏腑虚损，正气耗损，功能失调，痰瘀内生，病邪稽留日久，阴阳失去平衡，气血逆乱，痰瘀阻滞经络，肢体失养所致，故基本病机为本虚标实。现代医学中的急性脑血管疾病后遗症与之相近，包括出血性和缺血性脑血管病的后遗症。

（一）临床表现

本病临床常分为半身不遂型、语言不利型、口眼㖞斜型，但部分患者三者同时存在。本病严重者，可见肌肉瘦削，言语謇涩或不语，甚至表情呆滞，反应迟钝，情绪抑郁低落，二便自遗，以致卧床不起等。具体临床表现为：

1.半身不遂型

临床常见两种类型，一是气虚血瘀，脉络瘀阻，在半身不遂的基础上，症见肢软无力，屈伸困难，面色萎黄，或面色暗淡无华，苔薄白，舌淡紫，或舌体不正，脉细涩无力，伴有患侧手足浮肿，言语謇涩，口眼㖞斜；二是肝阳上亢，脉络瘀阻，症见半身不遂，肢体僵硬拘急，屈伸困难，兼见头痛头晕，面赤耳鸣，舌红绛、苔薄黄，脉弦有力等。

2.语言不利型

临床有三种类型，一是风痰阻络，症见言语謇涩，肢体疼痛、麻木、触物不知冷热，舌质暗、苔白厚，脉弦滑。二是肾精亏虚，症见喑哑失语，心悸气短，腰膝酸软，舌质红、苔少，脉沉细。三是肝阳上亢，痰浊阻窍，症见言语謇涩兼见头痛头晕，面赤耳鸣，舌红、苔黄浊，脉弦有力等。

3.口眼㖞斜型

本型多为风痰阻于络脉所致，症见口眼㖞斜，伴口角流涎，肢体疼痛、麻木、触物不知冷热，舌质暗、苔白厚，脉弦滑。

（二）张氏经络收放疗法

1.收放五脏血气疗法

（1）放心血。功效：能使肺血下降；方法：轻握手中指或足中趾为放。

（2）放肝血。功效：能使肺血上升；方法：轻握手食指或足食趾为放。

（3）放脾血。功效：能使肝血下降；方法：轻握手拇指或足蹈趾 5 秒为放。

（4）放肺血。功效：能使心血安定；方法：轻握手无名指或足无名趾 5 秒为放。

（5）放肾血。功效：能使肝血下降；方法：轻握手小指或足小趾 5 秒为放。

收放五脏血气疗法主要以放法为主，放法可以促进五脏气血流通，五脏气血流通畅达，则有利于中风后遗症的恢复。

2. 收放经络穴位疗法

（1）处方

木穴（左太阳），金穴（右太阳），木穴（角孙），水穴（翳风），土穴（百会），木穴（左风池），金穴（右风池），火穴（哑门），火穴（地仓），木穴（左颊车），金穴（右颊车），土穴（合谷），水穴（外关），土穴（曲池），火穴（手五里），木穴（肩髃），土穴（肩井），土穴（足三里），土穴（三阴交），水穴（阴陵泉），木穴（血海），金穴（髀关），土穴（阳陵泉），土穴（太冲），金穴（左承山），土穴（委中），金穴（左殷门），金穴（左承扶），木穴（右环跳），金穴（左环跳），水穴（命门），火穴（肾俞），水穴（肝俞），木穴（心俞），火穴（肺俞），木穴（涌泉）。

（2）定位

太阳属经外奇穴，位于眉梢与目外眦之间，向后约一横指的凹陷处。

角孙属手少阳三焦经，位于耳尖发际处。

水穴翳风属手少阳三焦经，位于乳突前下方与耳垂之间的凹陷中。

百会属督脉，位于头顶正中。

风池属足少阳胆经，位于胸锁乳突肌与斜方肌上端之间的凹陷中，平风府穴处。

哑门属督脉，当正坐头微前倾时，位于后正中线上，入发际上 0.5 寸处。

地仓属足阳明胃经，位于口角旁约 0.4 寸处。

颊车属足阳明胃经，在下颌角前上方约一横指，按之凹陷处，当咀嚼时咬肌隆起最高点处。

合谷又名虎口，属手阳明大肠经，为手阳明大肠经原穴，在手背第1、第2掌骨间，约平第2掌骨桡侧的中点处。简便取穴法：以一手的拇指指骨关节横纹，放在另一手拇、食指之间的指蹼缘上，当拇指尖下是穴。

外关属手少阳三焦经，位于腕背横纹上 2 寸，尺骨与桡骨正中间。

曲池属手阳明大肠经，当屈肘成直角时，位于肘横纹外端与肱骨外上髁连线的中点。

手五里属手阳明大肠经，在曲池穴与肩髃穴连线上，曲池穴上 3 寸处。

肩髃属手阳明大肠经，在肩峰端下缘，当肩峰与肱骨大结节之间，三角肌上部中央，臂外展或平举时，肩部出现两个凹陷，当肩峰前下方凹陷处。

肩井属足少阳胆经在肩上，大椎穴与肩峰连线的中点。

足三里属足阳明胃经，犊鼻穴下 3 寸，胫骨前嵴外一横指处。

三阴交属足太阴脾经，位于内踝尖上 3 寸，胫骨内侧面后缘。

阴陵泉属足太阴脾经，位于胫骨内侧髁下方凹陷处。

血海属足太阴脾经，屈膝时，在髌骨内上缘上 2 寸，当股四头肌内侧头的隆起处。

髀关属足阳明胃经，在髂前上棘与髌骨外上缘连线上，屈髋时平会阴，居缝匠肌外侧凹陷处。

阳陵泉位于腓骨小头前下方凹陷中。

太冲属足厥阴肝经，位于足背，在第 1、第 2 跖骨结合部之前凹陷中处。

承山属足太阳膀胱经，位于腓肠肌两肌腹之间凹陷的顶端处，约在委中穴与昆仑穴之间中点。

委中属足太阳膀胱经，位于腘横纹中点，当股二头肌腱与半腱肌肌腱的中间。

殷门属足太阳膀胱经，位于承扶穴与委中穴的连线上，承扶穴下 6 寸处。

承扶在臀横纹的中点。

环跳属足少阳胆经，侧卧屈股位时，位于股骨大转子高点与骶管裂孔连线的外 1/3 与内 2/3 交界处。

命门属督脉，在后正中线上，第 2 腰椎棘突下凹陷中。

肾俞属足太阳膀胱经，在第 2 腰椎棘突下，旁开 1.5 寸处。

肝俞属足太阳膀胱经，在第 9 胸椎棘突下，旁开 1.5 寸处。

心俞属足太阳膀胱经，在第 5 胸椎棘突下，1.5 寸处。

肺俞在第 3 胸椎棘突下，旁开 1.5 寸处。

涌泉属足少阴肾经，当足趾跖屈时，约当足底（去趾）前 1/3 凹陷处。

（3）方义

左木右金穴太阳，为经外奇穴，可疏通面部经络，主治面瘫。木穴角孙属手少阳三焦经，可疏通三焦经气。水穴翳风属手少阳三焦经，可祛风疏通经络，主治口眼㖞斜。土穴百会属督脉，可升举阳气。左木右金风池属足少阳胆经，主治中风等内风为患，及口眼㖞斜等外风为患。

火穴哑门属督脉，主治中风舌缓不语。火穴地仓属足阳明胃经，主治口角歪斜。左木右金颊车属足阳明胃经，与地仓相配，主治面瘫。土穴合谷为手阳明大肠经原穴，主治口眼㖞斜等面部疾病。水穴外关为手少阳三焦经络穴、八脉交会穴，通阳维脉，主治上肢痿痹不遂。

土穴曲池为手阳明大肠经合穴，主治手臂痹痛，上肢不遂。火穴手五里属手阳明大肠经，主治肘臂挛痛。木穴肩髃属手阳明大肠经，主治肩臂挛痛，上肢不遂。土穴肩井属足少阳胆经，主治肩背疼痛，上肢不遂。以上诸穴主要用于面部及上肢的偏瘫。

土穴足三里为足阳明经合穴和胃之下合穴，可助脾胃气血生化之源。土穴三阴交属足太阴脾经，与足三里相配，为补益要穴，主治下肢痿痹。水穴阴陵泉为足太阴脾经合穴。木穴血海属足太阴脾经，可补血活血。金穴髀关属足阳明胃经，主治下肢痿痹。土穴阳陵泉为足少阳胆经合穴、胆之下合穴、八会穴之筋会，主治膝肿痛下肢痿痹、麻木。

土穴太冲属足厥阴肝经，为足厥阴肝经输穴和原穴，主治下肢痿痹，足跗肿痛。金穴左承山属足太阳膀胱经，主治腰腿拘急、疼痛。土穴委中属足太阳膀胱经，为足太阳膀胱合穴及膀胱下合穴，主治腰背痛，下肢痿痹。金穴左殷门属足太阳膀胱经，主治下肢痿痹。金穴左承扶可治疗下肢痿痹。

左金右木环跳属足少阳胆经，主治腰胯疼痛，下肢痿痹，半身不遂。水穴命门属督脉，主治腰脊强痛，下肢痿痹。火穴肾俞属足太阳膀胱经，为肾的背俞穴，可温肾通膀胱之经。水穴肝俞属足太阳膀胱经，为肝的背俞穴，可补肝强筋骨。

木穴心俞属足太阳膀胱经，为心的背俞穴，可治心虚言语不利。火穴肺俞为肺的背俞穴，可开肺气以宣发气血。木穴涌泉属足少阴肾经，为足少阴肾经井穴，可激发足少阴经气，以上诸穴主要用于下肢偏瘫。

（4）操作要点

金穴右太阳穴、金穴右风池、火穴哑门、火穴地仓、金穴右颊车、火穴手五里、金穴髀关、金穴左承山、金穴左殷门、金穴左承扶、金穴左环跳、火穴肾俞、火穴肺俞，性质属金、属火，为收穴，施以补法。

木穴左太阳穴、木穴角孙、水穴翳风、木穴左风池、木穴左颊车、水穴外关、木穴肩髃、水穴阴陵泉、木穴血海、木穴右环跳、水穴命门、水穴肝俞、木穴心俞、木穴涌泉，性质属木、属水，为放穴，施以泻法。

土穴百会、合谷、曲池、肩井、足三里、三阴交、阳陵泉、太冲、委中，性质属土，为生长之穴，施以平补平泻法。

（5）操作方法

对于土穴百会、合谷、曲池、肩井、足三里、三阴交、阳陵泉、太冲、委中，以左转三周、右转三周为法，力度均匀，既不上顶，也不下压，即为平补平泻。

对金穴右太阳穴、金穴右风池、火穴哑门、火穴地仓、金穴右颊车、火穴手五里、金穴髀关、金穴左承山、金穴左殷门、金穴左承扶、金穴左环跳、火穴肾俞、火穴肺俞，以顺时针方向上顶轻按为法，即为补。

对木穴左太阳穴、木穴角孙、水穴翳风、木穴左风池、木穴左颊车、水穴外关、木穴肩髃、水穴阴陵泉、木穴血海、木穴右环跳、水穴命门、水穴肝俞、木穴心俞、木穴涌泉，以逆时针方向向下重按为法，即为泻。

三、失眠

失眠是指以经常不能获得正常睡眠为特征的一种病证。其病情轻重不一，轻者有入睡困难，有睡而易醒，有醒后不能再入睡，严重者整夜不能入睡。本病属于中医学"不寐"范畴，又称"不得眠""不得卧"等。早在《素问·逆调论》中就有"胃不和则卧不安"的记载；在《金匮要略·血痹虚劳病脉证并治》中，亦有"虚劳虚烦不得眠"的论述。失眠在临床颇为常见，不仅影响人们的正常生活、工作、学习和健康，还可引起焦虑、抑郁或恐惧心理，妨碍社会功能，且易诱发或加重心脑血管等疾病。随着人们工作、生活、学习等各方面的节律加快，随之而来的失眠发病率亦呈上升趋势。

（一）临床表现

失眠的临床分类方法较多，如根据失眠的临床表现可分为开始性失眠、维持性失眠、早醒。依据失眠的严重程度可分为轻度失眠、中度失眠、重度失眠。根据病程可分为急性失眠（病程小于 4 周）、亚急性失眠（病程大于 4 周，小于 6 个月）、慢性失眠（病程大于 6 个月）。本书以开始性失眠、维持性失眠、早醒为例，简述其临床表现。

1. 开始性失眠

即入睡困难，表现为睡眠潜伏期明显延长，入睡时间一般长于 30 分钟，通常是由睡眠环境改变、临睡前服用含兴奋剂，如含有咖啡因或茶碱的药物或饮料引起，或者睡前参与了引起精神兴奋的活动，这类失眠也可以由心理社会因素或生活事件引起，抑郁性神经症患者的失眠也常常是入睡困难。

2. 维持性失眠

即睡眠浅，容易觉醒，或频繁觉醒，或长时觉醒，每晚要觉醒 15%~20% 的睡眠时间，而正常人一般不超过 5%，这类失眠可由很多不同的原因引起，其中大多数是病理性的。在 90 分钟的睡眠周期中从快波睡眠多次觉醒，常由梦魇夜惊或簇性头痛引起；而睡眠时肢体知觉异常、睡眠呼吸暂停和焦虑则引起从慢波睡眠或快波睡眠多次觉醒。

3. 早醒

即比平时醒得早，而且常常醒后不能再入睡，老年人高血压、动脉硬化、精神抑郁症患者，常有这类失眠。

（二）张氏经络收放疗法

（1）处方

金穴（膻中），水穴（中脘），木穴（气海），土穴（足三里），土穴（百会），木穴（左太阳），金穴（右太阳），土穴（印堂），火穴（上星），水穴（头维），木穴（心俞），水穴（胆俞），火穴（脾俞），水穴（胃俞），金穴（左肾俞），木穴（右肾俞）。

（2）定位

膻中为任脉经穴，心包经之募穴，八会穴之气会，在前正中线上，平第4肋间隙处。

中脘属任脉经穴，乃胃经募穴，八会穴之腑会，手太阳、少阳、足阳明、任脉之会，在前正中线上，脐上4寸处。

气海属任脉经穴，在下腹部，前正中线上脐中下1.5寸。

足三里乃足阳明胃经合穴，在小腿前外侧犊鼻下3寸，距胫骨前缘一横指（中指）处。

百会属督脉经穴，在头部前发际正中直上5寸，或两耳尖连线中点处。

太阳属经外奇穴，在颞部眉梢与目外眦之间，向后约一横指的凹陷处。

印堂属督脉经穴，在两眉头连线的中点。

上星属督脉经穴，在头部当前发际正中直上1寸。

头维属足阳明胃经穴，在头侧部额角发际上0.5寸，头正中线旁4.5寸。

心俞属足太阳膀胱经穴，在背部第5胸椎棘突下，旁开1.5寸。

胆俞属足太阳膀胱经穴，在背部第10胸椎棘突下，旁开1.5寸。

脾俞属足太阳膀胱经穴，在背部第11胸椎棘突下，旁开1.5寸。

胃俞属足太阳膀胱经穴，胃的背俞穴，在背部第12胸椎棘突下，旁开1.5寸。

肾俞属足太阳膀胱经穴，在腰部第2腰椎棘突下，旁开1.5寸。

（3）方义

金穴膻中为任脉经穴，属心包经募穴，八会穴之一，是宗气聚会之处，系任脉、足太阴、足少阴、手太阴、手少阴经之交会穴，任脉总任一身之阴，为"阴脉之海"，可调理脏腑经气，平和阴阳。水穴中脘乃胃之募穴，八会穴之腑会，可和胃降逆安神。

木穴气海乃任脉经穴，具有强壮作用，为保健要穴，有调补下焦，补益肾气之效。土穴足三里乃足阳明胃经合穴，胃之下合穴，有疏通经络，和胃安中之功。土穴百会乃督脉与足太阳经交会穴，络于脑，脑为元神之府，有安神定志，醒脑益智之功。左木右金太阳乃经外奇穴，十二经气血皆上注于头，具有醒脑开窍，调和气血，清利头目，疏风泄热之功。

土穴印堂为经外奇穴，是临床治疗失眠的经验奇穴，有清热疏风，镇静安神的功效；火穴上星乃督脉经穴，有清脑利窍，疏通血脉之功。水穴头维乃足阳明胃经穴，足阳明、足少阳经与阳维脉之交会穴，有清头明目之功。木穴心俞乃足太阳膀胱经穴，心的背俞穴，有化痰、宁心安神之功。

水穴胆俞乃足太阳膀胱经穴，胆的背俞穴，有清泄肝胆，养血明目之效。火穴脾俞乃足太阳膀胱经穴，脾的背俞穴，有健脾益气，养血安神之功。水穴胃俞乃足太阳膀胱经穴，为胃的背俞穴，有健脾益胃，安中宁神之功。左金右木穴肾俞乃足太阳膀胱经穴，肾的背俞穴，有补益心肾，宁心安神之功。

（4）操作要点

金穴膻中、肾俞，性质属金，为收穴，故用补法以和胃理气，宁心安神。水穴中脘、头维、胆俞、胃俞，性质属水，为放穴，故用泻法，以疏肝利胆，和中安神。木穴气海、心俞、太阳，性质属木，为放穴，故用泻法，以祛邪安神。土穴足三里、百会、印堂，性质属土，主生长，故用平补平泻法，以健脾和胃安神。火穴上星、脾俞，性质属火，为收穴，故用补法健脾和胃安神。

（5）操作方法

金穴膻中、左金右木穴肾俞以顺时针方向上顶轻按为法，即为补。火穴上星、脾俞以顺时针方向上顶轻按为法，即为补。

水穴中脘、头维、胆俞、胃俞以逆时针方向向下重按为法，即为泻。木穴气海、木穴心俞、左木右金太阳以逆时针方向向下重按为法，即为泻。

土穴足三里、百会、印堂以左转三周、右转三周为法，力度均匀，既不上顶，也不下压，即为平补平泻。

第二节　脾胃肠病证

胃痛

胃痛又称胃脘痛，俗称"心口痛"，是以上腹胃脘部近心窝处经常发生疼痛为主要临床表现的病症，其疼痛可突然发作，亦可缓慢发作，疼痛性质多见胀痛、隐痛、刺痛、灼痛、绞痛等。痛时常兼见脘胀不适、恶心呕吐、食纳不佳、吞酸、嗳气、大便不调等症。

中医学对本病的认识及治疗有悠久的历史，如《灵枢·邪气脏腑病形》指出："胃病者，腹胀。"《素问·六元正纪大论》提出"木郁之发，民病当心而痛"，较早认识到本病发病与肝郁有关。《外台秘要·心痛方》曰："足阳明为胃之经，气虚逆乘心而痛，其状腹胀归于心而痛甚，谓之胃心痛也。"这里的心痛都是指胃脘痛，治法上常以理气和胃止痛为基本原则，可通过张氏经络收放疗法进行治疗。

（一）气滞型

1.临床表现

胃脘部气胀疼痛、刺痛，嗳气频繁，遇生气等情绪变化时加重，同时伴有胸闷，嗳腐吞酸、大便不成形、腹胀腹痛、腹泻、食少等症状。若为饮食气滞，则舌苔厚腻，脉滑有力。若为瘀血气滞，则舌质紫暗或有瘀斑，脉涩。

2.治疗方法

疏肝理气。

3. 张氏经络收放疗法

（1）处方

水穴（中府），金穴（膻中），水穴（鸠尾），水穴（上脘），水穴（中脘），木穴（下脘），土穴（右腹哀），木穴（承满），水穴（梁门），木穴（食窦），土穴（足三里），火穴（内关），土穴（合谷），水穴（中枢），木穴（至阳），水穴（胃俞）。

（2）定位

中府乃手太阴肺经募穴，手、足太阴经交会穴，在胸前臂外上方第1肋间隙处，动脉应手处陷中。

膻中为任脉经穴，心包经之募穴，八会穴之气会，在前正中线上平第4肋间隙处。

鸠尾属任脉经穴，在前正中线上剑突下1寸取穴，即脐上7寸处。

上脘为任脉、足阳明、手太阳之会，在前正中线上脐上5寸处。

中脘为胃经募穴，八会穴之腑会，手太阳、少阳、足阳明、任脉之会，在前正中线上，脐上4寸处。

下脘是足太阴经、任脉之会，在前正中线上，脐上2寸处。

腹哀属足太阴脾经穴，乃足太阴与阴维脉交会穴，在上腹部脐中上3寸，距前正中线4寸处。

承满属足阳明胃经穴，在上腹部脐中上5寸，距前正中线2寸处。

梁门属足阳明胃经穴，在上腹部脐中上4寸，距前正中线2寸处。

食窦属足太阴脾经穴，在胸外侧部第5肋间隙，距前正中线6寸，不可深刺。

足三里乃足阳明胃经合穴，在小腿前外侧犊鼻下3寸，距胫骨前缘一横指（中指）处。

内关为心包经络穴，八脉交会穴，通阴维脉，在前臂掌侧腕横纹上2寸，掌长肌腱与桡侧腕屈肌腱之间。

合谷为手阳明大肠经穴，在手背第1、第2掌骨间，约平第2掌骨桡侧的中点处。

中枢为督脉经穴在背部后正中线上，第 10 胸椎棘突下凹陷中。

至阳为督脉经穴，在背部后正中线上，第 7 胸椎棘突下凹陷中。

胃俞为足太阳膀胱经穴，胃的背俞穴，在背部第 12 胸椎棘突下，旁开 1.5 寸处。

（3）方义

水穴中府为手太阴肺经募穴，手足太阴之会，可宣肺理气，和胃利水，主治胸痛、气喘、咳嗽及咳逆。金穴膻中属心包经募穴，又是八会穴之一，是宗气聚会之处，又系任脉、足太阴、足少阴、手太阴、手少阴经之交会穴，具有利上焦、宽胸膈、降气通络之功效。

水穴鸠尾乃任脉络穴，位于膈之近处，取之能调整局部经气，疏通膈间气机而达降逆和胃作用。水穴上脘乃任脉与足阳明、手太阳经交会穴，可理气和胃止痛。水穴中脘乃胃之募穴，八会穴之腑会，任脉与手太阳、少阳、足阳明经之交会穴，有健脾和胃、祛痰利湿、理气活血止痛等功效。木穴下脘是任脉与足太阴经交会穴，有理气止痛作用。

膻中、鸠尾、上脘、中脘、下脘均为任脉胸腹部经穴，任脉循行于腹部正中，贯穿上中下三焦，联系胸腹腔诸脏腑，与脾胃相通，共助中焦之气之斡旋。因此，位于中焦之位的任脉经穴具有健脾和胃，宽中理气之功效，用于治疗脾胃失健，中焦气机失调所致的病症。

右土穴腹哀乃足太阴与阴维脉交会于足太阴脾经，有理气止痛消导之功。木穴承满、水穴梁门均为足阳明胃经穴，有理气和胃，止痛消导之功。土穴足三里乃足阳明胃经合穴，胃之下合穴，不仅是保健要穴，更是治胃痛之要穴，具有调理脾胃，补中益气，扶正祛邪，调节机体免疫力等作用。

火穴内关乃心包经络穴，八脉交会穴，通阴维脉；阴维脉，联系足太阴、少阴、厥阴经并会于任脉，还与阳明经相合，具有和胃降逆，宽胸理气，镇定止痛的作用。土穴合谷乃手阳明大肠经穴，具有理气消胀，疏风清热，行气开窍，镇静安神功能，对肠胃功能有显著的调节作用。水穴中枢、木穴至阳乃督脉经穴，有疏肝理气止痛之效。水穴胃俞乃足太阳膀胱经穴，为胃的背俞穴，有健脾益胃，通调腑气，宽中降气之功。

（4）操作要点

水穴中府、鸠尾、中枢、上脘、胃俞、中脘、梁门，五行属水，为放穴，故用泻法，以疏肝理气，和胃止痛。木穴下脘、至阳、承满、食窦，属木，为放穴，故用泻法，以疏肝理气止痛。金穴膻中、火穴内关，属金、属火，为收穴，故用补法以和胃理气止痛。土穴合谷、右腹哀、足三里，属土，主生长，故用平补平泻法，以调和气血，和胃止痛。

（5）操作方法

水穴中府、鸠尾、中枢、上脘、胃俞、中脘、梁门，以逆时针方向向下重按为法，即为泻。

金穴膻中，以顺时针方向轻按为法即为补。木穴下脘、至阳、承满、食窦，以逆时针方向重按为法，即为泻。

土穴合谷、右腹哀、足三里以左转三周，右转三周，力度均匀，既不上顶，也不下压，即为平补平泻。火穴内关，以顺时针方向上顶轻按为法，即为补。

（二）肝胃郁热型

1. 临床表现

胃脘剧痛，拒按，心烦口苦，恶心欲呕，泛酸嘈杂，舌红、苔黄，脉弦数有力。

2. 治疗方法

疏肝泄热。

3. 张氏经络收放疗法

（1）处方

木穴（胆俞），水穴（左期门），火穴（右期门），火穴（行间）。

（2）定位

胆俞乃足太阳膀胱经穴，在背部第10胸椎棘突下，旁开1.5寸处。

期门乃足厥阴肝经募穴，在胸部乳头直下第 6 肋间隙，前正中线旁开 4 寸处。

行间乃足厥阴肝经荥穴，在足背侧第 1、第 2 趾间缝纹端。

（3）方义

木穴胆俞乃足太阳膀胱经穴，胆的背俞穴，有清泄肝胆，解痉散结，活血止痛之效。左水右火穴期门乃足厥阴、足太阴与阴维脉之交会穴，有清泄肝胆，理气解郁之功。火穴行间有疏肝理气，清热解郁之功。以上三穴，木、水、火相配，可清泄肝胆，理气止痛。

（4）操作要点

木穴胆俞五行属木，故用泻法，以清泄肝胆，理气止痛。水穴左期门属水，故用泻法，以清泄肝胆，理气止痛。火穴行间属火，故用补法，以理气和胃止痛。

（5）操作方法

木穴胆俞以逆时针方向向下重按为法，即为泻。水穴左期门以逆时针方向下重按为法，即为泻。火穴行间以顺时针方向上顶轻按为法，即为补。

（三）肝郁脾虚型

1. 临床表现

胃脘部胀痛或隐痛，脘腹胀满，纳差食少，嗳气，胃中嘈杂泛酸，便溏腹泻，神疲乏力，失眠多梦，舌苔薄白，脉弦或弦细。

2. 治疗方法

疏肝健脾。

3. 张氏经络收放疗法

（1）处方

土穴（章门），水穴（肝俞），木穴（胆俞）。

（2）定位

章门在侧腹部第 11 肋游离端的下方。

肝俞在背部第 9 胸椎棘突下，旁开 1.5 寸处。

胆俞在背部第 10 胸椎棘突下，旁开 1.5 寸处。

（3）方义

土穴章门乃脾的募穴，八会穴之一，脏会章门，足厥阴肝经与胆经交会穴，有疏调肝脾，清热利湿，活血化瘀之功。水穴肝俞乃肝的背俞穴，有健脾利湿，益气统血的作用。木穴胆俞乃胆的背俞穴，有清泄肝胆，理气解郁的作用。

（4）操作要点

土穴章门属土，主生长，故用平补平泻法，以疏调肝脾，清热利湿。水穴肝俞属水，为放穴，故用泻法疏肝健脾，理气祛湿。木穴胆俞属木，为放穴，故用泻法疏肝健脾，理气祛湿，和胃止痛。

（5）操作方法

土穴章门以左转三周，右转三周为法，力度均匀，既不上顶，也不下压，即为平补平泻。水穴肝俞以逆时针方向向下重按为法，即为泻。木穴胆俞以逆时针方向向下重按为法，即为泻。

第三节　气血津液病证

消渴

消渴是以阴津不足为基本病机，临床以多尿、多饮、多食、身体消瘦或肥胖，或尿有甜味为主要表现的一种疾病。消渴病发病率高、病程长、并发症多，严重危害人类健康。近年来本病的发病率随着人民生活水平的提高、人口老龄化加剧和人们生活方式的改变而迅速增高，呈逐渐增长的流行趋势。

中医学对本病有较早的认识，《素问·奇病论》中首现消渴病名。根据病机及症状的不同，《黄帝内经》中还有消瘅、肺消、膈消、消中等不同的分类。汉代张仲景在《金匮要略》中有专篇论述消渴，并最早给出治疗方药，主方有白虎加人参汤、肾气丸等。明代戴思恭《证治要诀》对消渴明确提出上、中、下分类。《证治准绳》对三消的临床分类做了规范："渴而多饮为上消（经谓膈消），消谷善饥为中消（经谓消中），渴而便数有膏为下消（经谓肾消）。"

根据消渴病的临床特征，本病主要涉及西医学的糖尿病和尿崩症。糖尿病是一组以血葡萄糖（简称血糖）水平增高为特征的代谢性疾病，是由于胰岛素分泌或作用缺陷所引起的。糖尿病不是单一疾病，而是复合病因所致的综合征，是包括遗传及环境因素在内的多种因素共同作用的结果。而尿崩症则是由于各种原因使抗利尿激素的产生和作用发生障碍，肾脏不能保留水分，临床上表现为排出大量低渗透、低比重的尿和烦渴、多饮等症状的一种疾病。临床上多数是由于抗利尿激素缺乏导致的中枢性尿崩症；部分是由于肾小管对抗利尿激素的反应障碍导致的肾性尿崩症和各种因素导致饮水过多所表现的多饮、多尿等症状。

（一）临床表现

消渴病起病缓慢，病程漫长，典型临床表现以多尿、多饮、多食、倦怠乏力，形体消瘦，或尿有甜味为其症候特征。消渴病的多尿，表现为排尿次数增多，尿量增加。多饮，表现为喝水量和次数明显增多。消谷善饥，指食量超出常人，但患者经常感觉疲乏无力，日久则出现形体消瘦。但也有多数患者临床表现不甚明显，主要表现为形体肥胖，体检时发现血糖升高。

（二）张氏经络收放疗法

1. 基本处方

金穴（膻中），水穴（中脘），土穴（神阙），木穴（气海），水穴（左梁门），火穴（右梁门），土穴（章门），水穴（左期门），火穴（右期门），土穴（足三里），土穴（三阴交），木穴（隐白），火穴（然谷），土穴（太溪），木穴（涌泉），木穴（左太阳），金穴（右太阳），土穴（百会），木穴（左风池），金穴（右风池），木穴（少商），火穴（劳宫），水穴（曲泽），土穴（水沟）。

（1）定位

膻中属任脉，位于前正中线上，平第 4 肋间隙，或两乳头连线与前正中线的交点处，为心包募穴，八会穴之气会。

中脘属任脉，在前正中线上，脐上 4 寸，或脐与胸剑联合连线的中点处，为胃之募穴，八会穴之腑会。

神阙属任脉，位于脐窝中央。

气海属任脉，位于前正中线上，脐下 1.5 寸处，为肓之原穴。

梁门属足阳明胃经，位于脐中上 4 寸，前正中线旁开 2 寸处。

章门属足厥阴肝经，位于第 11 肋游离端下际处，为脾之募穴，八会穴之脏会。

期门属足厥阴肝经，位于乳头直下第 6 肋间隙，前正中线旁开 4 寸处，为肝之募穴。

足三里属足阳明胃经，位于犊鼻穴下 3 寸，胫骨前嵴外一横指处，为足阳明胃经合穴，胃之下合穴。

三阴交属足太阴脾经，位于内踝尖上 3 寸，胫骨内侧面后缘。

隐白属足太阴脾经，位于足大趾内侧趾甲角旁 0.1 寸处，为井穴。

然谷属足少阴肾经，位于内踝前下方，足舟骨粗隆下缘凹陷中处，为荥穴。

太溪属足少阴肾经，位于内踝高点与跟腱后缘连线的中点凹陷处，为输穴、原穴。

涌泉属足少阴肾经，位于足底（去趾）前 1/3 凹陷处，为井穴。

太阳属经外奇穴，位于颞部眉梢与目外眦之间，向后约一横指的凹陷处。

百会属督脉，位于头部正中线与两耳尖连线的交点处。

风池属足少阳胆经，位于胸锁乳突肌与斜方肌上端之间的凹陷中，平风府穴处。

少商属手太阴肺经，位于拇指桡侧指甲角旁 0.1 寸处，为井穴。

劳宫属手厥阴心包经，位于掌心横纹中第 2、第 3 掌骨中间，握拳时，中指尖下是穴，为荥穴。

曲泽属手厥阴心包经，位于肘微屈时，肘横纹中，肱二头肌腱尺侧缘，为合穴。

水沟属督脉，位于人中沟的上 1/3 与下 2/3 交界处。

（2）方义

金穴膻中属任脉，为心包募穴，八会穴之气会，用补法可益气化津。水穴中脘属任脉，为胃之募穴，八会穴之腑会，用泻法以养胃津，通胃腑，清胃热。土穴神阙属任脉，用平补平泻法，促进任脉阴气之生成。木穴气海属任脉，为肓之原穴，用泻法以调理任脉气机。左水右火穴梁门属足阳明胃经，左泻右补以养胃之气阴。

土穴章门属足厥阴肝经，为脾之募穴，八会穴之脏会，用平补平泻可调解五脏气津。左水右火穴期门属足厥阴肝经，为肝之募穴，左泻右补以疏泄厥阴之脏。土穴足三里属足阳明胃经，为足阳明胃经合穴，胃之下合穴，用平补平泻以资助后天之本。土穴三阴交属足太阴脾经，用平补平泻以资助后天之本。

木穴隐白属足太阴脾经，为井穴。火穴然谷属足少阴肾经，为荥穴，用补法，以补少阴先天之精。土穴太溪属足少阴肾经，为输穴、原穴，用平补平泻以平调肾中阴阳。木穴涌泉属足少阴肾经，为井穴，用泻法以通少阴肾气。左木右金穴太阳属经外奇穴，补泻结合，调理阴阳。土穴百会属督脉，用平补平泻以振奋阳经之气。

左木右金穴风池属足少阳胆经，补泻结合，以疏泄少阳。木穴少商属手太阴肺经，为井穴，用泻法以通调水道，宣开肺气。火穴劳宫属手厥阴心包经，为荥穴，用补法可养心包之火。水穴曲泽属手厥阴心包经，为合穴，用泻法可泻心包相火。土穴水沟属督脉，用平补平泻，以调督脉阳气。

（3）操作要点

金穴膻中、火穴右梁门、火穴然谷、金穴右太阳、金穴右风池、火穴劳宫，性质属金、属火，为收穴，施以补法，以补气养阴降火，治消渴气阴虚之根本。

水穴中脘、木穴气海、水穴左梁门、水穴左期门、木穴隐白、木穴涌泉、木穴左太阳、木穴左风池、木穴少商、水穴曲泽，性质属水、属木，为放穴，施以泻法，以泻有余之火，不利之水。

土穴神阙、章门、足三里、三阴交、太溪、百会、水沟，性质属土，为生长之穴，施以平补平泻，以平补阴阳，滋养气液。

（4）操作方法

对金穴膻中、火穴右梁门、火穴然谷、金穴右太阳、金穴右风池、火穴劳宫，以顺时针方向上顶轻按为法，即为补。

对水穴中脘、木穴气海、水穴左梁门、水穴左期门、木穴隐白、木穴涌泉、木穴左太阳、木穴左风池、木穴少商、水穴曲泽，以逆时针方向向下重按为法，即为泻。

对土穴神阙、土穴章门、土穴足三里、土穴三阴交、土穴太溪、土穴百会、土穴水沟，以左转三周、右转三周为法，力度均匀，既不上顶，也不下压，即为平补平泻。

2. 上消

（1）临床表现

烦渴多饮，口干舌燥，尿频量多，舌边尖红、苔薄黄，脉洪数。

（2）治疗方法

清热润肺，生津止渴。

（3）处方

水穴（肺俞），木穴（少商），木穴（隐白），水穴（左梁门），土穴（左章门），木穴（心俞）。

（4）定位

肺俞在第3棘突下，督脉旁开1.5寸处。

少商在手拇指桡侧指甲角旁0.1寸处，为手太阴肺经穴。

隐白在足大趾内侧，距趾甲角旁0.1寸处。

梁门在任脉中脘穴旁开 2 寸处。

章门在第 11 肋游离端下方。

心俞在第 5 胸椎棘突下，督脉旁开 1.5 寸处。

（5）方义

水穴肺俞为足太阳膀胱经穴，木穴少商为手太阴肺经穴，肺为水之上源，二穴用泻法可培补肺阴和促进津液的布散。木穴心俞为足太阳膀胱经穴，泻法可以祛除火邪，防止火邪刑金，导致津液布散失常。

木穴隐白为足太阴脾经穴，用泻法可健脾而促进津液的化生布散；水穴梁门为足阳明胃经穴，胃为后天之本，饮食皆入于胃，脾为胃行其津液，此二穴用泻法可调节津液摄入布散。土穴章门为足厥阴肝经穴，脾之募穴，八会穴之脏会，平补土穴而泻木穴，为抑木扶土之法，能调节气机，促进津液布散，具有治疗津液化生布散失常的功能。

（6）操作要点

土穴章门用平补平泻，但以泻法为主。水穴肺俞、水穴左梁门、木穴少商、木穴隐白、木穴心俞，用泻法。

（7）操作方法

对土穴章门以左转三周、右转三周为法，力度均匀，既不上顶，也不下压，即为平补平泻。水穴肺俞、水穴左梁门、木穴少商、木穴隐白、木穴心俞以逆时针方向向下重按为法，即为泻。

3. 中消

（1）临床表现

多食易饥，口渴，尿多，形体消瘦，大便干燥，苔黄，脉滑实有力。

（2）治疗方法

清胃泻火，养阴增液。

（3）处方

水穴（中脘），水穴（胃俞），水穴（天枢），火穴（脾俞），火穴（阳池），土穴（太溪）。

（4）定位

中脘在前正中线上，脐中上 4 寸。

胃俞在第 12 胸椎棘突下，督脉旁开 1.5 寸处。

天枢在脐中旁开 2 寸，是穴。

脾俞在第 11 胸椎棘突下，督脉旁开 1.5 寸处。

阳池在腕背横纹中，当指总伸长肌腱的尺侧缘凹陷处。

太溪在内踝后方，当内踝尖与跟腱之间的中点凹陷处。

（5）方义

水穴中脘为任脉穴，胃之募穴，八会穴之腑会；水穴胃俞为足太阳膀胱经穴，胃之背俞穴；水穴天枢为足阳明胃经穴，大肠募穴，此三穴用泻法，可以清泻胃火。

火穴脾俞为足太阳膀胱经穴，脾之背俞穴；火穴阳池为手少阳三焦经原穴，此二穴用补法，可以温补脾阳，通调水道而布水。泄水穴而补火穴，即泄水补火，能通阳布水，治疗胃强脾弱津液布散失常。

土穴太溪为足少阴肾经输穴、原穴，此穴平补平泻可以养阴增液，生津止渴。

（6）操作要点

土穴太溪用平补平泻，且以补为主。水穴中脘、水穴胃俞、水穴天枢用泻法。火穴脾俞、火穴阳池用补法。

（7）操作方法

对土穴太溪以左转三周、右转三周为法，力度均匀，既不上顶，也不下压，即为平补平泻；水穴中脘、水穴胃俞、水穴天枢以逆时针方向向下重按为法，即为泻；火穴脾俞、火穴阳池以顺时针方向上顶轻按为法，即为补。

4. 下消

（1）临床表现

尿频量多，混浊如脂膏，或尿甜，腰膝酸软，乏力，头晕耳鸣，口干唇燥，皮肤干燥、瘙痒，舌红苔少，脉细数。

（2）治疗方法

滋阴补肾，润燥止渴。

（3）处方

木穴（右肾俞），金穴（左肾俞），土穴（三阴交），土穴（涌泉），水穴（期门），木穴（小肠俞），火穴（中极）。

（4）定位

肾俞在第 2 腰椎棘突下，旁开 1.5 寸处。

三阴交在内踝尖上 3 寸，当胫骨内侧面后缘处。

涌泉在足底，屈趾时前方凹陷处，约当足底第 2、第 3 趾趾缝纹端与足跟连线的前 1/3 与后 2/3 交点上，为足少阴肾经井穴。

期门在乳头直下第 6 肋间隙。

小肠俞在第 1 骶椎棘突下，督脉旁开旁开 1.5 寸处。

中极在仰卧位，前正中线上，脐下 4 寸处。

（5）方义

左金右木肾俞为足太阳膀胱经穴，肾之背俞穴。土穴三阴交为足太阴脾经穴，土穴涌泉为足少阴肾经井穴，此二穴平补平泻可以滋阴固肾。水穴期门为足厥阴肝经穴，肝之募穴，肝体阴而用阳，喜条达，以散为用，泻法能促进血液运行，濡养脏腑。木穴小肠俞为足太阳膀胱经穴，小肠之背俞穴，泻法可以调节水液的代谢。火穴中极为任脉穴，膀胱募穴，补法可以微火生气，促进水液生成布散。

（6）操作要点

土穴三阴交、涌泉用平补平泻，且以补法为主。木穴右肾俞、水穴期门、木穴小肠俞用泻法。金穴左肾俞、火穴中极用补法。

（7）操作方法

对土穴三阴交、涌泉用平补平泻，以左转三周、右转三周为法，力度均匀，既不上顶，也不下压，即为平补平泻。对木穴右肾俞、水穴期门、木穴小肠俞，以逆时针方向向下重按为法，即为泻。对金穴左肾俞、火穴中极，以顺时针方向上顶轻按为法，即为补。

5. 兼证

（1）兼头晕头痛

①处方

在治疗消渴的基础上，加木穴（左率谷），金穴（右率谷），土穴（印堂），木穴（左风池），金穴（右风池）。

②定位

率谷在耳尖直上，入发际 1.5 寸处，属足少阳胆经。

风池位于胸锁乳突肌与斜方肌上端之间的凹陷中，平风府穴处，属足少阳胆经。

印堂在额部，当两眉头连线的中间，属督脉。

③方义

左木右金穴率谷属足少阳胆经，可疏泄少阳，主治头痛、眩晕。左木右金穴风池属足少阳胆经，可疏泄少阳，清利头目，主治头痛、眩晕。土穴印堂属督脉，可通督脉，清利头目，主治头痛、眩晕。以上穴位均为治疗头痛和眩晕的要穴，依其五行属性分别施以补泻手法或平补平泻法。

④操作要点

木穴左率谷、左风池，性质属木，为放穴，施以泻法。金穴右率谷、右风池，性质属金，为收穴，施以补法。土穴印堂，性质属土，为生长之穴，施以平补平泻。

⑤操作方法

对木穴左率谷、左风池以逆时针方向向下重按为法，即为泻。对金穴右率谷、右风池以顺时针方向上顶轻按为法，即为补。对土穴印堂以左转三周，右转三周，力度均匀，既不上顶，也不下压，即为平补平泻。

（2）兼失眠

①处方

在治疗消渴的基础上，加土穴（神门），火穴（内关）。

②定位

神门位于腕横纹尺侧端，尺侧腕屈肌腱的桡侧凹陷处，属手少阴心经。

内关位于腕横纹上2寸，掌长肌腱与桡侧腕屈肌腱之间，属手厥阴心包经。

③方义

土穴神门属手少阴心经，为输穴和原穴，可安神定志，交通心肾，可治失眠。火穴内关属手厥阴心包经，为络穴，八脉交会穴之一，通于阴维脉，主治失眠。以上两穴为安神定志要穴，可用于肾水不能上济心阴，心火独亢之阴虚火旺之失眠。

④操作要点

土穴神门，性质属土，为生长之穴，故施以平补平泻。火穴内关，性质属火，为收穴，施以补法。

⑤操作方法

对土穴神门以左转三周、右转三周为法，力度均匀，既不上顶，也不下压，即为平补平泻。对火穴内关以顺时针方向上顶轻按为法，即为补。

（3）兼多汗、无汗、盗汗

①处方

在治疗消渴的基础上，加土穴（合谷），金穴（复溜）。

②定位

合谷在手背第1、第2掌骨间，约平第2掌骨桡侧的中点处，属手阳明大肠经。

复溜位于太溪穴上2寸，当跟腱的前缘。

③方义

土穴合谷为手阳明大肠经原穴，可清泄阳明大肠热邪，主治汗证。金穴复溜为足少阴肾经之经穴，可滋肾养阴，以治汗证。

④操作要点

土穴合谷性质属土，为生长之穴，故施以平补平泻；金穴复溜，性质属金，为收穴，施以补法。

⑤操作方法

对土穴合谷以左转三周、右转三周为法，力度均匀，既不上顶，也不下压，即为平补平泻。对金穴复溜，以顺时针方向上顶轻按为法，即为补。

（4）兼倦怠乏力

①处方

在治疗消渴的基础上，加土穴（曲池），火穴（行间），土穴（合谷）。

②定位

曲池属手阳明大肠经，屈肘成直角时，在肘横纹外侧端与肱骨外上髁连线中点处，为合穴。

行间属足厥阴肝经，位于足背第1、第2趾间的趾蹼缘上方纹头处，为荥穴。

合谷在手背第1、第2掌骨间，约平第2掌骨桡侧的中点处。

③方义

土穴曲池和土穴合谷属手阳明大肠经穴，手阳明大肠为传化之腑，以通为用，并与足阳明胃经相连。大肠通畅，则胃气能够下降以受纳水谷，从而化生气血，气血充足则倦怠乏力自止。火穴行间为足厥阴肝经荥穴，肝为藏血之脏，主筋，主疏泄而为罢极之本，用补法，使血藏而疏泄正常，筋有所主而疲劳自消。

④操作要点

土穴合谷、曲池，性质属土，为生长之穴，施以平补平泻。火穴行间，性质属火，为收穴，施以补法。

⑤操作方法

对土穴合谷和曲池以左转三周、右转三周为法，力度均匀，既不上顶，也不下压，即为平补平泻。对火穴行间以顺时针方向上顶轻按为法，即为补。

（5）兼食欲不振

①处方

在治疗消渴的基础上，加木穴（公孙），火穴（内关）。

②定位

公孙属足太阴脾经，位于第1跖骨基底部的前下方赤白肉际处，为足太阴脾经络穴和八脉交会穴，通于冲脉。

内关属手厥阴心包经，位于腕横纹上2寸，掌长肌腱与桡侧腕屈肌腱之间，为手厥阴心包经络穴和八脉交会穴，通于阴维脉。

③方义

木穴公孙为足太阴脾经络穴和八脉交会穴，通于冲脉，足太阴脾为后天之本，主运化水谷，其性质属木，为放穴，施以泻法，以调理足太阴脾。火穴内关为手厥阴心包经络穴和八脉交会穴，通于阴维脉，其性质属火，为收穴，施以补法。

④操作要点

木穴公孙性质属木，为放穴，施以泻法。火穴内关，为收穴，施以补法。

⑤操作方法

对木穴公孙以逆时针方向向下重按为法，即为泻。对火穴内关以顺时针方向上顶轻按为法，即为补。

（6）兼便秘、泄泻

①处方

在治疗消渴的基础上，加木穴（天枢），水穴（大肠俞）。

②定位

天枢属足阳明胃经，位于脐中旁开2寸处，为大肠募穴。

大肠俞属足太阳膀胱经，位于第4腰椎棘突下，旁开1.5寸处，为大肠背俞穴。

③方义

木穴天枢属足阳明胃经，为大肠募穴，可调节胃肠功能，主治便秘与腹泻。水穴大肠俞属足太阳膀胱经，为大肠背俞穴，可调节大肠功能，主治腹泻与便秘。两穴为俞穴与募穴相配，可调节胃肠功能，使泄泻者可止，便秘者可通。

④操作要点

木穴天枢，性质属木；水穴大肠俞，性质属水，二穴均为放穴，施以泻法。

⑤操作方法

对木穴天枢和水穴大肠俞以逆时针方向向下重按为法，即为泻。

第四节　月经病证

月经病是指以月经的周期、经期、经量、经色和经质的异常为主要临床表现，或者伴随月经周期出现的其他症状为特征的疾病。临床上常见的月经病包括月经先期、月经后期、月经先后不定期、月经过多、月经过少、经期延长、经间期出血、崩漏、痛经、闭经、经行眩晕、经行泄泻、经行浮肿、经行风疹、经行乳房胀痛、经行头痛、经行身痛、经行情志异常、经断前后诸症等病种。月经病是妇科最常见的疾病，其病因病机主要有外感六淫、七情内伤、多产房劳、劳倦过度、先天肾气不足等，使五脏之气受损，肝脾肾功能失调，气血失和，冲任二脉损伤而出现月经异常。月经病的辨证诊断要和生理性的停经和胎产杂病等下血疾病鉴别，辨证要注重月经的期、量、色、质及伴随月经出现的其他症状，同时结合形、气、色、脉来进行。月经病总的治疗原则重在调经，而调经方法又有诸多不同。本节主要讨论运用张氏经络收放疗法治疗痛经、闭经、月经先期、月经后期、月经过多和月经过少等月经病证。

一、痛经

凡在经期或经行前后，出现周期性小腹疼痛或痛引腰骶，甚至剧痛晕厥者，称为痛经，亦称经行腹痛。本病以青年妇女较为多见。西医学把痛经分为原发性痛经和继发性痛经两类，前者又称功能性痛经，系指生殖器官无明显器质性病变者；后者多继发于生殖器官某些器质性病变，如盆腔子宫内膜异位症、子宫腺疾病、慢性盆腔炎等。本节讨论的痛经包括西医学的原发性痛经和继发性痛经。功能性痛经容易痊愈，器质性病变导致的痛经病程较长，缠绵难愈。

痛经的主要临床表现为妇女在经期及其前后，出现小腹或腰部疼痛，甚至痛及腰骶。每随月经周期而发，严重者可伴恶心呕吐，冷汗淋漓，手足厥冷，甚至昏厥，给工作及生活带来不利影响。辨证时，需根据其疼痛发生的时间、部位、性质、喜按或拒按等不同情况，辨其虚实寒热，在气在血。一般痛在经前、经期多属实，痛在经后、经期多属虚；痛胀俱甚，拒按多属实，隐隐作痛，喜揉喜按多属虚；得热痛减多为寒，得热痛甚多为热；痛甚于胀多为血瘀，胀甚于痛多为气滞；痛在两侧少腹病多在肝，痛连腰骶病多在肾。临床上痛经的主要证型为肾气亏损型、气血虚弱型、气滞血瘀型、寒凝血瘀型、湿热蕴结型，运用张氏经络收放疗法治疗各类证型痛经方法如下：

（一）肾气亏损型

1.临床表现

经期或经后小腹隐隐作痛，喜按，月经量少，色淡质稀，头晕耳鸣，腰酸腿软，小便清长，面色晦暗，舌淡、苔薄，脉沉细。

2.治疗方法

补肾填精，养血止痛。

3.张氏经络收放疗法

（1）收放五脏气血疗法

这是治疗各型痛经的第一步，治疗时虚证手法以补为主，实证手法以泻为主。

①收放心血。收心血能使肝血上升，放心血能使肺血下降。重握手中指或足中趾为收，放开或轻握手中指末节和足中趾末节为放。

②收放肝血。收肝血能使脾血下降，放肝血能使肺血上升。重握手食指或足食趾为收，放开或轻握手食指或足食趾为放。

③收放脾血。收脾血能使筋血调动，放脾血能使肝血下降。重按手拇指末节或足踇趾末节6秒或6分钟为收，放开或轻握手拇指或足踇趾5秒或5分钟为放。

④收放肺血。收肺血能使脾血上升，放肺血能使心血安定。重握手无名指末节和足无名趾末节6秒或6分钟为收，放开或轻握手无名指或足无名趾5秒或5分钟为放。

⑤收放肾血。收肾血能使脾血上升，放肾血能使肝血下降。重握手小指末节和足小趾末节6秒或6分钟为收，放开或轻握手小指和足小趾5秒或5分钟为放。

收放五脏血气疗法主要以放法为主，放法可以促进五脏气血流通。五脏气血流通畅达，则有利于冲任气血充盈和痛经的治疗。

（2）经络收放穴位疗法

①处方

火穴（关元），木穴（气海），土穴（足三里），土穴（太溪），土穴（膈俞），水穴（肝俞），火穴（脾俞），土穴（气海俞），水穴（命门），金穴（左肾俞），木穴（右肾俞），火穴（腰眼），火穴（腰俞）。

②定位

关元属任脉，小肠募穴，在前正中线上，脐下3寸。

气海属任脉，肓之原穴，在前正中线上，脐下1.5寸。

足三里属足阳明胃经合穴和胃之下合穴，位于犊鼻穴下3寸，胫骨前嵴外一横指处。

太溪属足少阴肾经输穴和原穴，位于内踝高点与跟腱后缘连线的中点凹陷处。

膈俞属足太阳膀胱经，八会穴之血会，位于第7胸椎棘突下，旁开1.5寸。

肝俞属足太阳膀胱经，肝之背俞穴，位于第9胸椎棘突下，旁开1.5寸。

脾俞属足太阳膀胱经，脾之背俞穴，位于第11胸椎棘突下，旁开1.5寸。

气海俞属足太阳膀胱经，位于第3腰椎棘突下，旁开1.5寸。

命门属督脉，位于后正中线上，第2腰椎棘突下凹陷中。

肾俞属足太阳膀胱经，肾之背俞穴，位于第2腰椎棘突下，旁开旁开1.5寸。

腰眼属经外奇穴，在腰部第4腰椎棘突下，旁开约3.5寸凹陷中。

腰俞属督脉，在正当骶管裂孔处。

③方义

火穴关元属任脉，为小肠募穴，既可补肾以滋任脉之气，又可助小肠之腑，促进水谷精气的吸收，具有先天、后天同补之意。木穴气海属任脉，肓之原穴，可补肾气，气能化精，为治疗肾气不足之要穴。土穴足三里属足阳明胃经合穴和胃之下合穴，可补脾胃后天之本，以后天脾胃化生之气血滋养先天肾之精气。

土穴太溪属足少阴肾经输穴和原穴，可激发少阴肾之经气。土穴膈俞属足太阳膀胱经，八会穴之血会，肝为藏血之脏，肾为先天之本，又肝肾同源，故膈俞可益精血之不足。水穴肝俞属足太阳膀胱经，肝之背俞穴，可养肝阴，疏肝气。火穴脾俞属足太阳膀胱经，脾之背俞穴，可补脾以益气血。

土穴气海俞属足太阳膀胱经，与足少阴肾相表里，可固太阳之表而助少阴之里。水穴命门属督脉，督脉为阳脉之海，总督一身阳气，故命门可温肾阳，化肾精。左金右木穴肾俞属足太阳膀胱经，肾之背俞穴，可通太阳之经而资肾气。

火穴腰眼属经外奇穴，腰为肾之府，既可治月经不调，又可补虚劳之体。火穴腰俞属督脉，既可治月经不调，又可温督脉之气。以上诸穴金、木、水、火、土五行相配，任脉与督脉之穴相配，肝肾经穴与脾胃经穴相配，相互为用，共同起到调补肝肾，补益脾胃，温养冲任之功而调经止痛。

④操作要点

火穴关元、火穴脾俞、火穴腰眼、火穴腰俞、金穴左肾俞，性质属金、属火，为收穴，施以补法。木穴气海、水穴肝俞、水穴命门、木穴右肾俞，性质属木、属水，为放穴，施以泻法。土穴足三里、太溪、膈俞、气海俞，性质属土，为生长之穴，施以平补平泻法。

⑤操作方法

对土穴足三里、太溪、膈俞、气海俞以左转三周、右转三周为法，力度均匀，既不上顶，也不下压，即为平补平泻。对火穴关元、火穴脾俞、火穴腰眼、火穴腰俞、金穴左肾俞以顺时针方向上顶轻按为法，即为补。对木穴气海、水穴肝俞、水穴命门、木穴右肾俞，以逆时针方向向下重按为法，即为泻。

（二）气血虚弱型

1.临床表现

经期或经后小腹隐痛喜按，月经量少，色淡质稀，神疲乏力，头晕心悸，失眠多梦，面色苍白，舌淡苔薄，脉细弱。

2.治疗方法

补气养血，调经止痛。

3.张氏经络收放疗法

（1）收放五脏气血疗法

参见本病肾气亏损型，手法以补为主。

（2）经络收放穴位疗法

①处方

水穴（中脘），火穴（关元），木穴（气海），土穴（足三里），土穴（太溪），水穴（双天枢），土穴（膈俞），水穴（肝俞），火穴（脾俞），土穴（气海俞）。

②定位

中脘属任脉，为胃之募穴和八会穴之腑会，在前正中线上，脐上 4 寸，或脐与胸剑联合连线的中点处。

关元属任脉，小肠募穴，在前正中线上，脐下 3 寸处。

气海属任脉，肓之原穴，在前正中线上，脐下 1.5 寸。

足三里属足阳明胃经合穴和胃之下合穴，位于犊鼻穴下 3 寸，胫骨前嵴外一横指处。

太溪属足少阴肾经输穴和原穴，位于内踝高点与跟腱后缘连线的中点凹陷处。

天枢属足阳明胃经，为大肠募穴位于脐中旁开 2 寸处。

膈俞属足太阳膀胱经，八会穴之血会，位于第 7 胸椎棘突下，旁开 1.5 寸。

肝俞属足太阳膀胱经，肝之背俞穴，在第 9 胸椎棘突下，旁开 1.5 寸。

脾俞属足太阳膀胱经，脾之背俞穴，在第 11 胸椎棘突下，旁开 1.5 寸。

气海俞属足太阳膀胱经，在第 3 腰椎棘突下，旁开 1.5 寸。

③方义

水穴中脘属任脉，为胃之募穴和八会穴之腑会，既调任脉之气，又可调胃腑以资助后天气血生化之源，而补益气血。火穴关元属任脉，小肠募穴，既可壮任脉之气，又可助小肠之腑，促进水谷精气的吸收而益气血。木穴气海属任脉，肓之原穴，为人身元气汇聚之处，可壮元气。

土穴足三里属足阳明胃经合穴和胃之下合穴，为补益要穴，可资后天脾胃生化之源。土穴太溪属足少阴肾经输穴和原穴，为少阴肾经气所注的元气留止之处，可温养肾气。水穴天枢属足阳明胃经，为大肠募穴，可通大肠之腑，肠腑以通为补，故天枢可调肠腑，助胃气。

土穴膈俞属足太阳膀胱经，八会穴之血会，可通太阳经脉，补血活血。水穴肝俞属足太阳膀胱经，肝之背俞穴，可通太阳之经，补肝血，养肝阴。火穴脾俞属足太阳膀胱经，脾之背俞穴，可补脾益气养血。土穴气海俞属足太阳膀胱经，通太阳之经，助气海之元气。全方木、火、土、水穴配合应用，取任脉与太阳膀胱经穴位，可气血同调，从而达到益气养血之功。

④操作要点

火穴关元、脾俞，性质属火，为收穴，施以补法。木穴气海、水穴中脘、水穴双天枢、水穴肝俞，性质属木、属水，为放穴，施以泻法。土穴足三里、太溪、膈俞、气海俞，性质属土，为生长之穴，施以平补平泻法。

⑤操作方法

对土穴足三里、太溪、膈俞、气海俞以左转三周、右转三周为法，力度均匀，既不上顶，也不下压，即为平补平泻。对火穴关元、火穴脾俞以顺时针方向上顶轻按为法，即为补。对木穴气海、水穴中脘、水穴天枢、水穴肝俞以逆时针方向向下重按为法，即为泻。

（三）气滞血瘀型

1. 临床表现

经前或经期小腹胀痛拒按，胸胁、乳房胀痛，经行不畅，经色紫黯有块，块下痛减，舌紫黯，或有瘀点，脉弦或弦涩有力。

2. 治疗方法

行气活血，祛瘀止痛。

3. 张氏经络收放疗法

（1）收放五脏气血疗法

参见本病肾气亏损型，手法以泻为主。

（2）经络收放穴位疗法

①处方

金穴（膻中），木穴（气海），水穴（曲骨），水穴（天枢），土穴（章门），水穴（水分），水穴（命门），土穴（三阴交），土穴（太冲），土穴（膈俞），水穴（肝俞）。

②定位

膻中属任脉，为心包募穴，八会穴之气会，位于前正中线上，平第4肋间隙或两乳头连线与前正中线的交点处。

气海属任脉，为肓之原穴，在前正中线上，脐下 1.5 寸。

曲骨属任脉，位于前正中线上，脐下 5 寸，当耻骨联合上缘中点处。

天枢属足阳明胃经，为大肠募穴，位于脐中旁开 2 寸。

章门属足厥阴肝经，脾之募穴，八会穴之脏会，位于第 11 肋游离端下际。

水分属任脉，位于前正中线上，脐上 1 寸。

命门属督脉，位于后正中线上，第 2 腰椎棘突下凹陷中。

三阴交属足太阴脾经，位于内踝尖上 3 寸，胫骨内侧面后缘。

太冲属足厥阴肝经输穴和原穴，位于足背第 1、第 2 跖骨结合部之前凹陷中。

膈俞属足太阳膀胱经，八会穴之血会，位于第 7 胸椎棘突下，旁开 1.5 寸。

肝俞属足太阳膀胱经，肝之背俞穴，位于第 9 胸椎棘突下，旁开 1.5 寸。

③方义

金穴膻中为心包募穴，八会穴之气会，用补法以壮任脉之气，为补气之要穴。木穴气海为肓之原穴，用泻法可通任脉而益气归元。水穴曲骨、水穴水分和水穴命门分属任督二脉，用泻法以通任督二脉血气。水穴天枢属足阳明胃经，为大肠募穴，可调理后天之本，以益气养血通经。土穴章门属足厥阴肝经，脾之募穴，八会穴之脏会，可调五脏气血，疏理气机。

土穴三阴交属足太阴脾经，脾为后天之本，气血生化之源，可养血调经止痛。土穴太冲属足厥阴肝经输穴和原穴，为足厥阴肝经气所注元气经过和留止的部位，可疏肝气，养肝血，调冲任。土穴膈俞属足太阳膀胱经，八会穴之血会，可调理全身血气。水穴肝俞属足太阳膀胱经，肝之背俞穴，可理气机以行气活血。以上诸穴，金、木、水、土相配，以泻法为主可理气机，养肝血，调冲任，活血理气止痛。

④操作要点

金穴膻中，性质属金，为收穴，施以补法。木穴气海、水穴曲骨、水穴天枢、水穴水分、水穴命门、水穴肝俞，性质属木、属水，为放穴，施以泻法。土穴章门、三阴交、太冲、膈俞，性质属土，为生长之穴，施以平补平泻法。

⑤操作方法

对土穴章门、三阴交、太冲、膈俞以左转三周、右转三周为法，力度均匀，既不上顶，也不下压，即为平补平泻。对金穴膻中，以顺时针方向上顶轻按为法，即为补。对木穴气海、水穴曲骨、水穴天枢、水穴水分、水穴命门、水穴肝俞，以逆时针方向向下重按为法，即为泻。

（3）冲任二脉推法

治疗期间，向下顺推冲脉和任脉各3遍，手法适中，可调理冲任，活血理气止痛。

（四）寒凝血瘀型

1.临床表现

经前或经期小腹冷痛拒按，得热则痛减，经血量少，色黯有块，畏寒肢冷，面色青白，舌黯苔白，脉沉紧。

2.治疗方法

温经散寒，祛瘀止痛。

3.张氏经络收放疗法

（1）收放五脏气血疗法

参见本病肾气亏损型，手法以泻为主。

（2）经络收放穴位疗法

①处方

金穴（膻中），木穴（气海），水穴（曲骨），水穴（双天枢），水穴（水分），水穴（命门），木穴（血海），水穴（太白）。

②定位

膻中属任脉为心包募穴，八会穴之气会，位于前正中线上，平第 4 肋间隙，或两乳头连线与前正中线的交点处。

气海属任脉，为肓之原穴，在前正中线上脐下 1.5 寸。

曲骨属任脉，位于前正中线上，位于脐下 5 寸，耻骨联合上缘中点处。

天枢属足阳明胃经，为大肠募穴，位于脐中旁开 2 寸。

水分属任脉，位于前正中线上，脐上 1 寸。

命门属督脉，位于后正中线上，第 2 腰椎棘突下凹陷中。

血海属足太阴脾经，屈膝，在髌骨内上缘上 2 寸，股四头肌内侧头的隆起处。

太白属足太阴脾经输穴和原穴，位于第 1 跖骨小头后缘赤白肉际凹陷处。

③方义

金穴膻中为心包募穴，八会穴之气会，用补法以壮任脉之气，为补气之要穴。木穴气海为肓之原穴，用泻法可通任脉而益气归元。水穴曲骨、水穴水分和水穴命门，分属任督二脉，用泻法以通任督二脉血气。水穴天枢属足阳明胃经，为大肠募穴，可调理后天之本，以益气养血通经。

木穴血海属足太阴脾经，可滋阴养血活血，主治月经不调，痛经。水穴太白属足太阴脾经输穴和原穴，为太阴脾经气所注和脾之元气留行之处，可益气养阴，活血通经。以上诸穴金、木、水相配，以泻法为主，可温阳气，除寒湿，养阴血，调冲任，温阳活血散寒，理气调经止痛。

④操作要点

金穴膻中，性质属金，为收穴，施以补法。木穴气海、木穴血海、水穴曲骨、水穴天枢、水穴水分、水穴命门、水穴太白，性质属木、属水，为放穴，施以泻法。

⑤操作方法

对金穴膻中，以顺时针方向上顶轻按为法，即为补。对木穴气海、木穴血海、水穴曲骨、水穴天枢、水穴水分、水穴命门、水穴太白，以逆时针方向向下重按为法，即为泻。

（3）督脉推法

治疗期间，顺督脉向上推3遍，手法适中，可温通督脉，温阳散寒，除湿，活血，理气止痛。

（五）湿热蕴结型

1.临床表现

经前或经期小腹灼痛拒按，痛连腰骶，或平时小腹痛，至经前疼痛加剧，经量多或经期长，经色紫红，质稠或有血块，平素带下量多，黄稠臭秽，或伴低热，小便黄赤，舌红、苔黄腻，脉滑数或濡数。

2.治疗方法

清热除湿，化瘀止痛。

3.张氏经络收放疗法

（1）收放五脏气血疗法

参见本病肾气亏损型，手法以泻为主。

（2）经络收放穴位疗法

①处方

火穴（中极），水穴（次髎），水穴（地机），土穴（合谷），水穴（阴陵泉）。

②定位

中极属任脉，膀胱募穴，位于前正中线上，脐下4寸。

次髎属足太阳膀胱经，在第2骶后孔中，约当髂后上棘下与后正中线之间。

地机属足太阴脾经郄穴，在内踝尖与阴陵泉穴的连线上，阴陵泉穴下3寸。

合谷又名虎口，属手阳明大肠经原穴，在手背第1、第2掌骨之间，约平第2掌骨中点处。简便取穴法：以一手的拇指指骨关节横纹，放在另一手拇、食指之间的指蹼缘上，当拇指尖下是穴。

阴陵泉属足太阴脾经合穴，位于胫骨内侧髁下方凹陷处。

③方义

火穴中极属任脉，膀胱募穴，可调理冲任二脉之气，又可清热利湿。水穴次髎属足太阳膀胱经，为治疗痛经的有效穴位，可利湿清热。水穴地机属足太阴脾经郄穴，主治痛经。土穴合谷属手阳明大肠经原穴，可清利大肠湿热。水穴阴陵泉，属足太阴脾经合穴，可清脾经湿热。以上诸穴，火、水、土相配，可清热利湿，调理冲任而止痛。

④操作要点

火穴中极，性质属火，为收穴，施以补法。水穴次髎、地机、阴陵泉，性质属水，为放穴，施以泻法。土穴合谷，性质属土，为生长之穴，施以平补平泻法。

⑤操作方法

对土穴合谷，以左转三周、右转三周为法，力度均匀，既不上顶，也不下压，即为平补平泻。对火穴中极，以顺时针方向上顶轻按为法，即为补。对水穴次髎、地机、阴陵泉，以逆时针方向向下重按为法，即为泻。

二、闭经

女子年过18周岁，月经尚未来潮，或月经来潮后又中断达3个月以上者称为闭经，古代又称女子不月、月事不来、经水不通、经闭等。前者称原发性闭经，后者称继发性闭经。妊娠期、哺乳期或更年期的月经停闭属于正常生理现象，不作闭经论。有的少女初潮2年内偶尔出现月经停闭现象，可不予治疗。本病属难治病，病程较长，治疗时间亦较长。因此，必要时应采用多种方法综合治疗以提高疗效。因先天性生殖器官缺损，或后天器质性损伤致月经不来者，药物治疗难以奏效。

闭经辨证重在辨明虚实或虚实夹杂的不同情况。一般来讲，已到正常初潮年龄尚未行经，或月经逐渐稀发而渐至停闭，并伴有其他虚弱症候的，属虚证。虚证多见肝肾不足（肾气虚、肾阳虚、肝肾阴虚）、气血虚弱（脾气虚、血虚）和阴虚血燥之证。如以往月经尚属正常而突然停闭，又伴其他邪实症候的，属实证。实证多见气滞血瘀、寒凝血瘀和痰湿阻滞等证。

（一）气滞血瘀型

1. 临床表现

月经停闭数月，小腹胀痛拒按，精神抑郁，烦躁易怒，胸胁胀满嗳气叹息，舌紫黯或有瘀点，脉沉弦或涩而有力。

2. 治疗方法

行气活血，祛瘀通络。

3. 张氏经络收放疗法

（1）收放五脏气血疗法

这为治疗各型闭经的第一步，治疗实证时，手法以放法为主；治疗虚证时，手法以收法为主。

①收放心血。收心血能使肝血上升，放心血能使肺血下降。重握手中指或足中趾为收，放开或轻握手中指末节和足中趾末节为放。

②收放肝血。收肝血能使脾血下降，放肝血能使肺血上升。重握手食指或足食趾为收，放开或轻握手食指或足食趾为放。

③收放脾血。收脾血能使筋血调动，放脾血能使肝血下降。重按手拇指末节或足踇趾末节 6 秒或 6 分钟为收，放开或轻握手拇指或足踇趾 5 秒或 5 分钟为放。

④收放肺血。收肺血能使脾血上升，放肺血能使心血安定。重握手无名指末节和足无名趾末节 6 秒或 6 分钟为收，放开或轻握手无名指或足无名趾 5 秒或 5 分钟为放。

⑤收放肾血。收肾血能使脾血上升，放肾血能使肝血下降。重握手小指末节和足小趾末节 6 秒或 6 分钟为收，放开或轻握手小指和足小趾 5 秒或 5 分钟为放。

因本型属实证，收放五脏血气疗法主要以放法为主，放法可以促进五脏气血流通，五脏气血流通畅达，则有利于冲任气血充盈和闭经的治疗。

（2）经络收放穴位疗法

①处方

金穴（膻中），木穴（气海），水穴（曲骨），火穴（双天枢），火穴（关元），木穴（血海），土穴（三阴交），水穴（水泉），金穴（左归来），木穴（右归来）。

②定位

膻中属任脉，为心包募穴，八会穴之气会，位于前正中线上，平第4肋间隙或两乳头连线与前正中线的交点处。

气海属任脉，为肓之原穴，在前正中线上，脐下1.5寸处。

曲骨属任脉，位于前正中线上，位于脐下5寸，耻骨联合上缘中点处。

天枢属足阳明胃经，为大肠募穴，位于脐中旁开2寸处。

关元属任脉，小肠募穴，在前正中线上，脐下3寸处。

血海属足太阴脾经，屈膝，在髌骨内上缘上2寸，股四头肌内侧头的隆起处。

三阴交属足太阴脾经，位于内踝尖上3寸，胫骨内侧面后缘。

水泉属足少阴肾经郄穴，在太溪穴直下1寸，跟骨结节内侧上缘。

归来属足阳明胃经，位于脐中下4寸，前正中线旁开2寸处。

③方义

金穴膻中为心包募穴，八会穴之气会，用补法以壮任脉之气，为补气之要穴。木穴气海为肓之原穴，用泻法可通任脉而益气归元。水穴曲骨、火穴关元属任脉，用泻法以通任脉血气。火穴天枢、左金右木穴归来同属足阳明胃经，为大肠募穴，可调理后天之本，以益气养血通经。

木穴血海、土穴三阴交同属足太阴脾经，可滋阴养血活血，以滋后天之本。水穴水泉属足少阴肾经郄穴，主治经闭，可资先天肾气。以上诸穴，金、木、水、火、土五行相配，以泻法为主，可通阳气，化瘀血，调冲任，益气活血散寒，理气调经。

④操作要点

金穴膻中、金穴左归来、火穴关元、火穴天枢，性质属金、属火，为收穴，施以补法。木穴气海、木穴血海、水穴曲骨、水穴水泉、木穴右归来，性质属木、属水，为放穴，施以泻法。土穴三阴交，性质属土，施以平补平泻法。

⑤操作方法

对金穴膻中、金穴左归来、火穴关元、火穴天枢，以顺时针方向上顶轻按为法，即为补。对木穴气海、木穴血海、水穴曲骨、水穴水泉、木穴右归来，以逆时针方向向下重按为法，即为泻。对土穴三阴交，以左转三周、右转三周为法，力度均匀，既不上顶，也不下压，即为平补平泻。

（二）寒凝血瘀型

1.临床表现

月经停闭数月，小腹冷痛拒按，得热则痛缓，形寒肢冷，面色青白，舌紫黯、苔白，脉沉紧。

2.治疗方法

温经散寒，活血调经。

3.张氏经络收放疗法

（1）收放五脏气血疗法

参见本病气滞血瘀型，手法以放泻为主。

（2）经络收放穴位疗法

参见本病气滞血瘀型，以温经散寒，活血化瘀为主。

（三）痰湿阻滞型

1.临床表现

月经停闭数月，形体肥胖，带下量多，色白质稠，或面浮肢肿，神疲肢倦，头晕目眩，心悸气短，胸脘满闷，舌淡胖、苔白腻，脉滑。

2.治疗方法

豁痰除湿，活血通经。

3.张氏经络收放疗法

（1）收放五脏气血疗法

参见本病气滞血瘀型，手法以放泻为主。

（2）经络收放穴位疗法

参见本病气滞血瘀型，以化痰除湿，调理冲任为主。

（四）脾虚型

1.临床表现

月经停闭数月，肢倦神疲，食欲不振，脘腹胀闷，大便溏薄，面色淡黄，舌淡胖、边有齿痕、苔白腻，脉缓弱。

2.治疗方法

健脾益气，养血调经。

3.张氏经络收放疗法

（1）收放五脏气血疗法

因本型属虚证，收放五脏血气疗法以收法为主。收法可以补五脏气血，五脏气血充盈，流通畅达，则有利于冲任气血充盈和闭经的治疗。

（2）经络收放穴位疗法

①处方

水穴（中脘），火穴（关元），水穴（气海），木穴（血海），土穴（足三里），土穴（三阴交），土穴（中极），火穴（脾俞），土穴（气海俞）。

②定位

中脘属任脉，胃之募穴，八会穴之腑会，位于前正中线上，脐上4寸，或脐与胸剑联合连线的中点处。

关元属任脉，小肠募穴，在前正中线上，脐下3处。

气海属任脉，为肓之原穴，在前正中线上，脐下1.5寸处。

血海属足太阴脾经，屈膝，在髌骨内上缘上2寸，股四头肌内侧头的隆起处。

足三里属足阳明胃经合穴，胃之下合穴，位于犊鼻穴下3寸，胫骨前嵴外一横指处。

三阴交属足太阴脾经，位于内踝尖上 3 寸，胫骨内侧面后缘。

中极属任脉，膀胱募穴，位于前正中线上，脐下 4 寸。

脾俞属足太阳膀胱经，脾之背俞穴，第 11 胸椎棘突下，旁开 1.5 寸。

气海俞属足太阳膀胱经，位于第 3 腰椎棘突下，旁开 1.5 寸。

③方义

水穴中脘是胃之募穴，又是八会穴之腑会；火穴关元是小肠募穴；水穴气海为肓之原穴；土穴中极为膀胱募穴，以上四穴均属任脉，可益元气，通六腑，助胃腑，既可促进后天气血生化之源，又可温养先天肾气，故可调胃健脾，养肾益气。

木穴血海和土穴三阴交同属足太阴脾经，可益脾阴，养脾气，调阴血，以滋养冲脉。土穴足三里属足阳明胃经合穴和胃之下合穴，与三阴交相配，为健脾益胃之要穴。火穴脾俞和土穴气海俞，同属足太阳膀胱经，是脾和气海之元气输注于背部之所，可健脾补肾，培养元气。以上诸穴，金、木、水、火、土五行相配，生克制化脾胃同调，脾肾双健，共同起到调脾胃，养元气，益气血，调冲任之效。

④操作要点

火穴关元、脾俞，性质属火，为收穴，施以补法。水穴中脘、水穴气海、木穴血海，性质属木、属水，为放穴，施以泻法。土穴足三里、三阴交、中极、气海俞，性质属土，施以平补平泻法。

⑤操作方法

对火穴关元、脾俞，以顺时针方向上顶轻按为法，即为补。对水穴中脘、水穴气海、木穴血海，以逆时针方向向下重按为法，即为泻。对土穴足三里、三阴交、中极、气海俞，以左转三周、右转三周为法，力度均匀，既不上顶，也不下压，即为平补平泻。

（五）血虚型

1.临床表现

月经停闭数月，头晕眼花，心悸怔忡，少寐多梦，皮肤不润，面色萎黄，舌淡苔少，脉细。

2.治疗方法

补血养血，活血调经。

3.张氏经络收放疗法

（1）收放五脏气血疗法

参考本病脾虚型，手法以收补为主。

（2）经络收放穴位疗法

参考本病脾虚型，在脾虚型穴位基础上，加足阳明胃经之左金右木穴归来（脐中下4寸，前正中线旁开2寸）。

（六）肾虚型

1.肾气虚证

（1）临床表现

月经初潮来迟，或月经后期量少渐至闭经，头晕耳鸣，腰酸腿软，小便频数，舌淡红、苔薄白，脉沉细。

（2）治疗方法

补肾益气，养血调经。

（3）张氏经络收放疗法

1）收放五脏气血疗法

参考本病脾虚型，手法以收补为主。

2）经络收放穴位疗法

①处方

火穴（关元），木穴（气海），土穴（足三里），土穴（太溪），土穴（膈俞），水穴（肝俞），火穴（脾俞），土穴（气海俞），水穴（命门），金穴（左肾俞），木穴（右肾俞），火穴（腰眼），火穴（腰俞）。

②定位

关元属任脉，小肠募穴，在前正中线上，脐下 3 寸处。

气海属任脉，肓之原穴，在前正中线上，脐下 1.5 寸。

足三里属足阳明胃经合穴和胃之下合穴。位于犊鼻穴下 3 寸，胫骨前嵴外一横指处。

太溪属足少阴肾经输穴和原穴，位于内踝高点与跟腱后缘连线的中点凹陷处。

膈俞属足太阳膀胱经，八会穴之血会，位于第 7 胸椎棘突下，旁开 1.5 寸。

肝俞属足太阳膀胱经，肝之背俞穴，位于第 9 胸椎棘突下，旁开 1.5 寸。

脾俞属足太阳膀胱经，脾之背俞穴，位于第 11 胸椎棘突下，旁开 1.5 寸。

气海俞属足太阳膀胱经，位于第 3 腰椎棘突下 1.5 寸。

命门属督脉，位于后正中线上，第 2 腰椎棘突下凹陷中。

肾俞属足太阳膀胱经，肾之背俞穴，位于第 2 腰椎棘突下，旁开 1.5 寸。

腰眼属经外奇穴，在腰部第 4 腰椎棘突下，旁开约 3.5 寸凹陷中。

腰俞属督脉，正当骶管裂孔处。

③方义

火穴关元属任脉，为小肠募穴，既可补肾以滋任脉之气，又可助小肠之腑，促进水谷精气的吸收，具有先天、后天同补之意。木穴气海属任脉，肓之原穴，可补肾气，气能化精，为治疗肾气不足之要穴。土穴足三里属足阳明胃经合穴和胃之下合穴，可补脾胃后天之本，以后天脾胃化生之气血，滋养先天肾之精气。

土穴太溪属足少阴肾经输穴和原穴，可激发少阴肾之经气。土穴膈俞属足太阳膀胱经，八会穴之血会，肝为藏血之脏，肾为先天之本，又肝肾同源，故膈俞可益精血之不足。水穴肝俞，属足太阳膀胱经，肝之背俞穴，可养肝阴，疏肝气。火穴脾俞属足太阳膀胱经，脾之背俞穴，可补脾以益气血。土穴气海俞属足太阳膀胱经，与足少阴肾相表里，可固太阳之表而助少阴之里。

水穴命门属督脉，督脉为阳脉之海，总督一身阳气，故命门可温肾阳，化肾精。左金右木穴肾俞属足太阳膀胱经，肾之背俞穴可通太阳之经而资肾气。火穴腰眼属经外奇穴，腰为肾之府，既可治月经不调，又可补虚劳之体。火穴腰俞属督脉，既可治月经不调，又可温督脉之气。以上诸穴，金、木、水、火、土五行相配，任脉与督脉之穴相配，肝肾经穴与脾胃经穴相配，相互为用，共同起到调补肝肾，补益脾胃，温养冲任之功而调经止痛。

④操作要点

火穴关元、火穴脾俞、火穴腰眼、火穴腰俞、金穴左肾俞，性质属金、属火，为收穴，施以补法。木穴气海、水穴肝俞、水穴命门、木穴右肾俞，性质属木、属水，为放穴，施以泻法。土穴足三里、太溪、膈俞、气海俞，性质属土，为生长之穴，施以平补平泻法。

⑤操作方法

对土穴足三里、太溪、膈俞、气海俞，以左转三周、右转三周为法，力度均匀，既不上顶，也不下压，即为平补平泻。对火穴关元、火穴脾俞、火穴腰眼、火穴腰俞、金穴左肾俞，以顺时针方向上顶轻按为法，即为补。对木穴气海、水穴肝俞、水穴命门、木穴右肾俞，以逆时针方向向下重按为法，即为泻。

2. 肾阳虚证

（1）临床表现

月经初潮来迟，或月经后期量少渐至闭经，头晕耳鸣，腰痛如折，畏寒肢冷，小便清长，夜尿多，大便溏薄，面色晦暗，或目眶黯黑，舌淡苔白，脉沉弱。

（2）治疗方法

温肾助阳，养血调经。

（3）张氏经络收放疗法

①收放五脏气血疗法

参考本病脾虚型，手法以收补阳气为主。

②经络收放穴位疗法

同本病肾气虚证。

3. 肾阴虚证

（1）临床表现

月经初潮来迟，或月经后期量少渐至闭经，头晕耳鸣，腰膝酸软或足跟痛，手足心热，甚则潮热盗汗，心烦少寐，颧红唇赤，舌红、苔少或无苔，脉细数。

（2）治疗方法

滋肾益阴，养血调经。

（3）张氏经络收放疗法

①收放五脏气血疗法

参考本病脾虚型，手法以收补阴气为主。

②经络收放穴位疗法

同本病肾气虚证。

（七）阴虚血燥型

1. 临床表现

经血由少而渐至停闭，五心烦热，两颧潮红，盗汗，或骨蒸劳热或咳嗽带血，舌红少苔，脉细数。

2. 治疗方法

养阴清热，润燥调经。

3. 张氏经络收放疗法

（1）收放五脏气血疗法

参考本病脾虚型，手法以收补润燥为主。

（2）经络收放穴位疗法

同本病肾气虚证。

三、月经先期

临床以月经周期比正常周期提前 7 天以上，或者 10 余天一行为主要表现者，称月经先期，亦称经期超前、经行先期或经早。临床上，如月经仅提前三五天，且无其他明显症状者，属正常范围，或偶然超前 1 次者，亦不作月经先期病论。本病在历代医籍中与月经后期、月经先后无定期、经期延长、月经过多、月经过少等，同属于月经不调的范畴。

月经先期的辨证要注重于月经的量、颜色和质地，并结合患者形、气色、脉辨其虚实和寒热。一般周期提前，兼月经量多，神疲乏力，经色淡，质清稀，舌淡苔薄，脉弱者属气虚。周期提前，兼月经量多，经色紫红或深红，质较稠，舌质红，脉数大者为血热；脉虚而数者为虚热。根据临床表现，辨证可分为气虚型、虚热型（阴虚火旺型）、血热型（阳盛血热和肝郁血热）。

（一）气虚型

1.临床表现

月经周期提前，经量增多，色淡，质稀，倦怠乏力，气短懒言，食欲不振，或小腹空坠，纳少便溏，舌淡或边有齿痕、苔薄白，脉虚弱。

2.治疗方法

补气摄血，通脉调经。

3.张氏经络收放疗法

（1）收放五脏气血疗法

此为治疗各型月经先期的第一步。实证以放法为主，虚证以收法为主。本型为虚证，故以收补法为主。收法可以补五脏气血，五脏气血充足，则血海充盈，有利于冲任气血调达和月经先期的治疗。

①收放心血。收心血能使肝血上升，放心血能使肺血下降。重握手中指或足中趾为收，放开或轻握手中指末节和足中趾末节为放。

②收放肝血。收肝血能使脾血下降，放肝血能使肺血上升。重握手食指或足食趾为收，放开或轻握手食指或足食趾为放。

③收放脾血。收脾血能使筋血调动，放脾血能使肝血下降。重按手拇指末节或足蹬趾末节6秒或6分钟为收，放开或轻握手拇指或足蹬趾5秒或5分钟为放。

④收放肺血。收肺血能使脾血上升，放肺血能使心血安定。重握手无名指末节和足无名趾末节6秒或6分钟为收，放开或轻握手无名指或足无名趾5秒或5分钟为放。

⑤收放肾血。收肾血能使脾血上升，放肾血能使肝血下降。重握手小指末节和足小趾末节6秒或6分钟为收，放开或轻握手小指和足小趾5秒或5分钟为放。

（2）经络收放穴位疗法

①处方

金穴（膻中），水穴（气海），水穴（曲骨），水穴（双天枢），木穴（血海），土穴（三阴交），土穴（太冲）），土穴（气海俞），水穴（命门）。

②定位

膻中属任脉，心包募穴，八会穴之气会，在前正中线上，平第4肋间隙或两乳头连线与前正中线的交点处。

气海属任脉，肓之原穴，在前正中线上，脐下1.5寸。

曲骨属任脉，在前正中线上，脐下5寸耻骨联合上缘中点处。

天枢属足阳明胃经，大肠募穴，在脐中旁开2寸。

血海属足太阴脾经，位于屈膝髌骨内上缘上2寸，股四头肌内侧头的隆起处。

三阴交属足太阴脾经，在内踝尖上3寸，胫骨内侧面后缘。

太冲属足厥阴肝经输穴和原穴，在足背第1、第2跖骨结合部之前凹陷中。

气海俞属足太阳膀胱经，在第3腰椎棘突下，旁开1.5寸。

命门属督脉，在后正中线上，第2腰椎棘突下凹陷中。

③方义

金穴膻中为心包募穴，八会穴之气会，用补法以壮任脉之气，为补气之要穴。木穴气海属任脉，肓之原穴，可补肾气，气能化精，为治疗肾气不足之要穴。水穴曲骨、水穴水分和水穴命门，分属任督二脉，用泻法以通任督二脉血气。

水穴天枢属足阳明胃经，为大肠募穴，可通大肠之腑，肠腑以通为补，故天枢可调肠腑，助胃气。木穴血海属足太阴脾经，可滋阴养血活血，主治月经不调。土穴三阴交属足太阴脾经，脾为后天之本，气血生化之源，本穴可养血调经止痛。土穴太冲属足厥阴肝经输穴和原穴，为足厥阴肝经气所注元气经过和留止的部位，可疏肝气，养肝血，调冲任。

土穴气海俞属足太阳膀胱经，与足少阴肾相表里，可固太阳之表而助少阴之里。水穴命门属督脉，督脉为阳脉之海，总督一身阳气，故命门可温肾阳，化肾精。全方取任脉与足太阴脾经、足厥阴肝经、足太阳膀胱经和督脉穴位，可气血同调，从而达到益气养血之功。

④操作要点

金穴膻中，性质属金，为收穴，施以补法。水穴气海、水穴曲骨、水穴双天枢、水穴命门、木穴血海，性质属木、属水，为放穴，施以泻法。土穴三阴交、太冲、气海俞，性质属土，为生长之穴，施以平补平泻法。

⑤操作方法

对金穴膻中，以顺时针方向上顶轻按为法，即为补。对水穴气海、水穴曲骨、水穴双天枢、水穴命门、木穴血海，以逆时针方向向下重按为法，即为泻。对土穴三阴交、土穴太冲、土穴气海俞，以左转三周、右转三周为法，力度均匀，既不上顶，也不下压，即为平补平泻。

（二）虚热型

1.临床表现

月经周期提前，经量增多或变少，色红，质较稠，或伴有两颧潮红，手足心热，舌质红、苔少，脉细而数，属于阴血不足，虚热内生。

2. 治疗方法

补虚养正，滋阴泻热。

3. 张氏经络收放疗法

（1）收放五脏气血疗法

参见本病气虚型，手法以补虚泻热为主。

（2）经络收放穴位疗法

同本病气虚型。

（三）阳盛血热型

1. 临床表现

月经周期提前，经量增多，颜色深红或紫暗，质黏稠，常伴心烦急躁，面红口干，小便黄少，大便干结，舌质红、苔黄，脉略数，属于邪热伏于冲任迫血妄行。

2. 治疗方法

滋阴养正，泻热凉血。

3. 张氏经络收放疗法

（1）收放五脏气血疗法

参见本病气虚型，手法以泻热凉血为主。

（2）经络收放穴位疗法

参见本病气虚型，手法以泻法为主。

（四）肝郁血热型

1. 临床表现

月经周期提前，经量或多或少，色紫红，有血块，常伴少腹胀痛胸闷胁胀，乳房胀痛，或心烦急躁，或口苦咽干，舌红、苔薄黄，脉弦略数，属肝郁化火，热迫血行。

2. 治疗方法

疏肝理气，泻热凉血。

3. 张氏经络收放疗法

（1）收放五脏气血疗法

参见本病气虚型，手法以疏肝泻热凉血为主。

（2）经络收放穴位疗法

参见本病气虚型，手法以泻法为主。

四、月经后期

月经周期延后 7 天以上，甚至四五十日一来者，称月经后期，又称经行后期、经期错后或经迟。如果仅延后三五天，且无其他不适者，或者在初潮后一二年或更年期，经期时有延后，并无其他症候者，是生理现象，不属月经后期。另外，偶见 1 次延期，下次仍然如期来潮者，亦不作疾病论，本病相当于西医的月经失调和月经稀发。

临床一般以月经后期，经量少或正常，色黯红或有小血块，小腹胀满而痛者，多属气滞；月经后期，量少，色黯有血块，小腹冷痛拒按为血寒；月经量少，色淡黯，质清稀，小腹冷痛，喜暖喜按为虚寒；月经量少，色淡，质地稀薄者，属血虚。

（一）气滞型

1. 临床表现

经期延后，量少，色暗红，或有血块，下腹胀痛，胸胁及乳房胀痛，苔薄，脉弦；挟瘀者，经行下腹胀，痛较甚，舌质紫暗或有瘀斑。

2. 治疗方法

理气行滞，活血调经。

3. 张氏经络收放疗法

（1）收放五脏气血疗法

此为治疗各型月经后期的第一步。实证以放法为主，虚证以收法为主。本型为实证，故以放泻法为主。放法可以通五脏气血，五脏气血通畅，则有利于冲任气血调达和月经后期的治疗。

①收放心血。 收心血能使肝血上升，放心血能使肺血下降。重握手中指或足中趾为收，放开或轻握手中指末节和足中趾末节为放。

②收放肝血。收肝血能使脾血下降，放肝血能使肺血上升。重握手食指或足食趾为收，放开或轻握手食指或足食趾为放。

③收放脾血。收脾血能使筋血调动，放脾血能使肝血下降。重按手拇指末节或足跚趾末节 6 秒或 6 分钟为收，放开或轻握手拇指或足跚趾 5 秒或 5 分钟为放。

④收放肺血。收肺血能使脾血上升，放肺血能使心血安定。重握手无名指末节和足无名趾末节 6 秒或 6 分钟为收，放开或轻握手无名指或足无名趾 5 秒或 5 分钟为放。

⑤收放肾血。收肾血能使脾血上升，放肾血能使肝血下降，重握手小指末节和足小趾末节 6 秒或 6 分钟为收，放开或轻握手小指和足小趾 5 秒或 5 分钟为放。

（2）经络收放穴位疗法

①处方

金穴（膻中），水穴（气海），水穴（曲骨），水穴（双天枢），木穴（血海），土穴（三阴交），土穴（太冲），土穴（气海俞），水穴（命门），金穴（左归来），木穴（右归来）。

②定位

膻中属任脉，心包募穴，八会穴之气会，在前正中线上，平第 4 肋间隙或两乳头连线与前正中线的交点处。

气海属任脉，肓之原穴，在前正中线上，脐下 1.5 寸。

曲骨属任脉，在前正中线上，脐下 5 寸耻骨联合上缘中点处。

天枢属足阳明胃经，大肠募穴，在脐中旁开 2 寸。

血海属足太阴脾经，屈膝，在髌骨内上缘上 2 寸股四头肌内侧头的隆起处。

三阴交属足太阴脾经，在内踝尖上 3 寸，胫骨内侧面后缘。

太冲属足厥阴肝经输穴和原穴，在足背第 1、第 2 跖骨结合部之前凹陷中。

气海俞属足太阳膀胱经，在第 3 腰椎棘突下，旁开 1.5 寸。

命门属奇经八脉腧穴，在后正中线上，第 2 腰椎棘突下凹陷中。

归来属足阳明胃经，在脐中下 4 寸，前正中线旁开 2 寸。

③方义

金穴膻中为心包募穴，八会穴之气会，用补法以壮任脉之气，为补气之要穴。木穴气海属任脉，肓之原穴，可补肾气，气能化精，为治疗肾气不足之要穴。水穴曲骨、水分和命门，分属任督二脉，用泻法以通任督二脉血气。水穴天枢属足阳明胃经，为大肠募穴，可通大肠之腑，肠腑以通为补，故天枢可调肠腑，助胃气。

木穴血海属足太阴脾经，可滋阴养血活血，主治月经不调。土穴三阴交，属足太阴脾经，脾为后天之本，气血生化之源，可养血调经止痛。土穴太冲属足厥阴肝经输穴和原穴，为足厥阴肝经气所注和元气经过和留止之处，可疏肝气，养肝血，调冲任。

气海俞属足太阳膀胱经，与足少阴肾相表里，可固太阳之表而助少阴之里。水穴命门属督脉，督脉为阳脉之海，总督一身阳气，故命门可温肾阳，化肾精。左金右木归来属足阳明胃经，为大肠募穴，可调理后天之本，以益气养血通经。全方取任脉与足太阴脾经、足厥阴肝经、足太阳膀胱经、足阳明胃经、奇经八脉腧穴穴位，可调达冲任，理气活血化瘀而调经。

④操作要点

金穴膻中、左归来，性质属金，为收穴，施以补法。水穴气海、水穴曲骨、水穴双天枢、水穴命门、木穴血海、木穴右归来，性质属木、属水，为放穴，施以泻法。土穴三阴交、太冲、气海俞，性质属土，为生长之穴，施以平补平泻法。

⑤操作方法

对金穴膻中、左归来，以顺时针方向上顶轻按为法，即为补。对水穴气海、水穴曲骨、水穴双天枢、水穴命门、木穴血海、木穴右归来，以逆时针方向向下重按为法，即为泻。对土穴三阴交、太冲、气海俞，以左转三周、右转三周为法，力度均匀，既不上顶，也不下压，即为平补平泻。

（二）血寒型

1. 临床表现

主要指实寒，证见经期延后，量少，经色紫暗有血块，小腹冷痛拒按，得热痛减，畏寒肢冷，舌黯、苔白，脉沉紧或沉迟。

2. 治疗方法

温经散寒，活血调经。

3. 张氏经络收放疗法

（1）收放五脏气血疗法

参见本病气滞型，手法以温通法为主。

（2）经络收放穴位疗法

同本病气滞型，手法以温经散寒，活血调经为主。

（三）虚寒型

1. 临床表现

经期延后，量少，色淡红，质清稀，无血块，小腹隐痛喜按，喜用热敷，腰酸乏力，小便清长，大便稀薄，面色㿠白，舌淡苔白，脉沉细弱或沉迟无力。

2. 治疗方法

温经扶阳，养血调经。

3. 张氏经络收放疗法

（1）收放五脏气血疗法

参见本病气滞型，手法以温养收法为主。

（2）经络收放穴位疗法

同本病气滞型，手法以温阳散寒，活血调经为主。

（四）血虚型

1. 临床表现

经期延后，伴量少，色淡红，无血块，下腹隐痛，或少腹纠结疼痛，头晕眼花，心悸少寐，面色萎黄或苍白，舌质淡，脉细弱。

2. 治疗方法

补血养营，益气调经。

3. 张氏经络收放疗法

（1）收放五脏气血疗法

参见本病气滞型，手法以收补法为主。

（2）经络收放穴位疗法

同本病气滞型，手法以补气养血，调理冲任为主。

（五）痰湿型

1. 临床表现

经期错后，量少，色淡，质黏，头晕体胖，心悸气短，脘闷恶心，带下量多，舌淡胖、苔白腻，脉滑。

2. 治疗方法

燥湿化痰，活血调经。

3. 张氏经络收放疗法

（1）收放五脏气血疗法

参见本病气滞型，手法以放泻法为主。

（2）经络收放穴位疗法

同本病气滞型，手法以化痰除湿，活血调经为主。临证可加土穴丰隆，以化痰除湿。

五、月经过多

月经周期基本正常，月经量明显多于既往者，称为月经过多，亦称经水过多。本病系有排卵型功能失调性子宫出血中的一类，多见于现代医学排卵型功能失调性子宫出血病引起的月经过多，或者见于子宫肌瘤、盆腔炎症、子宫内膜异位症等疾病引起的月经过多，或宫内节育器引起的月经过多，均可按本病辨证治疗。

辨证以月经量多而周期、经期正常为辨证要点，结合经色和经质的变化以及全身的症候分辨虚实、寒热。通常以量多、色淡、质稀者属气虚；量多、色鲜红或紫而稠黏者属血热；色紫黑有块，伴小腹疼痛的属血瘀，同时应结合其他伴随症状审辨虚实。

（一）气虚型

1. 临床表现

行经量多，色淡红，质清稀，神疲体倦，气短懒言，小腹空坠，面色㿠白，舌淡、苔薄，脉缓弱。

2. 治疗方法

补气升提，固冲止血。

3. 张氏经络收放疗法

（1）收放五脏气血疗法

此是治疗月经过多的第一步。实证以放法为主，虚证以收法为主。因本型属虚证，主要以收法为主。收法可以补五脏气血，五脏气血充足，则血海充盈，有利于冲任气血调达和月经过多的治疗。

①收放心血。收心血能使肝血上升，放心血能使肺血下降。重握手中指或足中趾为收，放开或轻握手中指末节和足中趾末节为放。

②收放肝血。收肝血能使脾血下降，放肝血能使肺血上升。重握手食指或足食趾为收，放开或轻握手食指或足食趾为放。

③收放脾血。收脾血能使筋血调动，放脾血能使肝血下降。重按手拇指末节或足蹈趾末节6秒或6分钟为收，放开或轻握手拇指或足蹈趾5秒或5分钟为放。

④收放肺血。收肺血能使脾血上升，放肺血能使心血安定。重握手无名指末节和足无名趾末节6秒或6分钟为收，放开或轻握手无名指或足无名趾

5 秒或 5 分钟为放。

　　⑤收放肾血。收肾血能使脾血上升，放肾血能使肝血下降。重握手小指末节和足小趾末节 6 秒或 6 分钟为收，放开或轻握手小指和足小趾 5 秒或 5 分钟为放。

　　（2）经络收放穴位疗法

　　①处方

　　金穴（膻中），水穴（气海），水穴（曲骨），水穴（双天枢），木穴（血海），土穴（三阴交），土穴（太冲），土穴（气海俞），水穴（命门），火穴（关元），金穴（左归来），木穴（右归来），土穴（中极）。

　　②定位

　　膻中属任脉，心包募穴，八会穴之气会，在前正中线上，平第 4 肋间隙或两乳头连线与前正中线的交点处。

　　气海属任脉，肓之原穴，在前正中线上，脐下 1.5 寸。

　　曲骨属任脉，前正中线上，脐下 5 寸耻骨联合上缘中点处。

　　天枢属足阳明胃经，大肠募穴，脐中旁开 2 寸。

　　血海属足太阴脾经，屈膝，在髌骨内上缘上 2 寸股四头肌内侧头的隆起处。

　　三阴交属足太阴脾经，内踝尖上 3 寸，胫骨内侧面后缘。

　　太冲属足厥阴肝经输穴和原穴，在足背第 1、第 2 跖骨结合部之前凹陷中。

　　气海俞属足太阳膀胱经，在第 3 腰椎棘突下，旁开 1.5 寸。

　　命门属奇经八脉腧穴，在后正中线上，第 2 腰椎棘突下凹陷中。

　　关元属任脉，小肠募穴，在前正中线上，脐下 3 寸。

　　归来属足阳明胃经，位于脐中下 4 寸，前正中线旁开 2 寸处。

　　中极属任脉，膀胱募穴，在前正中线上，脐下 4 寸。

　　③方义

　　金穴膻中为心包募穴，八会穴之气会，用补以壮任脉之气，为补气之要穴。木穴气海属任脉，肓之原穴，可补肾气，气能化精，为治疗肾气不足之要穴。水穴曲骨、水分和命门，分属任督二脉，用泻法以通任督二脉血气。

水穴天枢属足阳明胃经，为大肠募穴，可通大肠之腑，肠腑以通为补，故天枢可调肠腑，助胃气。

木穴血海属足太阴脾经，可滋阴养血活血，主治月经不调。土穴三阴交属足太阴脾经，脾为后天之本，气血生化之源，可养血调经止痛。土穴太冲属足厥阴肝经输穴和原穴，为足厥阴肝经气所注和元气经过和留止之处，可疏肝气，养肝血，调冲任。土穴气海俞属足太阳膀胱经，与足少阴肾相表里，可固太阳之表而助少阴之里。水穴命门属督脉，督脉为阳脉之海，总督一身阳气，故命门可温肾阳，化肾精。

左金右木归来属足阳明胃经，为大肠募穴，可调理后天之本，以益气养血通经。火穴关元属任脉，为小肠募穴，既可补肾以滋任脉之气，又可助小肠之腑促进水谷精气的吸收，具有先天、后天同补之意。土穴中极补肾培元，清热利湿。全方取任脉与足太阴脾经、足厥阴肝经、足太阳膀胱经、足阳明胃经、奇经八脉穴位以补肝肾，固冲任，调经止血。

④操作要点

金穴膻中、金穴左归来、火穴关元，性质属金、属火，为收穴，施以补法。水穴气海、水穴曲骨、水穴双天枢、水穴命门、木穴血海、木穴右归来，性质属木、属水，为放穴，施以泻法。土穴三阴交、太冲、气海俞、中极，性质属土，为生长之穴，施以平补平泻法。

⑤操作方法

对金穴膻中、金穴左归来、火穴关元，以顺时针方向上顶轻按为法，即为补。对水穴气海、水穴曲骨、水穴双天枢、水穴命门、木穴血海、木穴右归来，以逆时针方向向下重按为法，即为泻。对土穴三阴交、太冲、气海俞、中极，以左转三周、右转三周为法，力度均匀，既不上顶，也不下压，即为平补平泻。

（二）血热型

1. 临床表现

经行量多，色鲜红或深红，质黏稠，口渴饮冷，心烦多梦，尿黄便结，舌红苔黄，脉滑数。

2. 治疗方法

清热凉血，固冲止血。

3. 张氏经络收放疗法

（1）收放五脏气血疗法

参见本病气虚型，但手法以凉血止血为主。

（2）经络收放穴位疗法

同本病气虚型，但手法以放泻法为主。

（三）血瘀型

1. 临床表现

经行量多，色紫黯，质稠有血块，经行腹痛，或平时小腹胀痛，舌紫黯或有瘀点，脉涩有力。

2. 治疗方法

活血化瘀，固冲止血。

3. 张氏经络收放疗法

（1）收放五脏气血疗法

参见本病气虚型，但手法以活血止血为主。

（2）经络收放穴位疗法

同本病气虚型，但手法以放泻法为主。

六、月经过少

月经周期基本正常，月经量明显少于既往，经期不足 2 天，甚或点滴即净者，称月经过少，亦称经水涩少、经量过少。月经过少与月经后期常常并见，常伴体重增加，月经过少发生于青春期和育龄期者，可发展为闭经，发生于更年期者则往往进入绝经。本病多见于西医的功能失调性子宫出血病、多囊卵巢综合征、卵巢早衰、性腺功能低下或人流手术后宫腔粘连、子宫内膜结核、炎症或大失血后等疾病，本病属器质性病变者，病程较，临床较难治疗。

月经过少以经量的明显减少而周期正常为辨证要点，也可伴有经期缩短，临床主要从色、质及有无腹痛以辨虚实。一般以色淡、质清、腹无胀痛者为虚；色紫暗有血块，腹痛拒按者为血瘀；色紫暗有血块，腹冷痛，手足不温者为血寒；色淡红、质黏腻如痰者为痰湿。经量逐渐减少者多属虚，突然减少者多属实，临证应结合全身症候详细辨证。

（一）肾虚型

1. 临床表现

经来量少，不日即净，或点滴即止，血色淡黯，质稀，腰酸腿软，头晕耳鸣，小便频数，舌淡苔薄，脉沉细。

2. 治疗方法

补肾益精，养血调经。

3. 张氏经络收放疗法

（1）收放五脏气血疗法

此是治疗月经过少的第一步。实证以放法为主，虚证以收法为主。本型属虚证，故手法以收补法为主。收法可以补五脏气血，五脏气血充足，则血海充盈，有利于冲任气血调达和月经过少的治疗。

①收放心血。收心血能使肝血上升，放心血能使肺血下降。重握手中指或足中趾为收，放开或轻握手中指末节和足中趾末节为放。

②收放肝血。收肝血能使脾血下降，放肝血能使肺血上升。重握手食指或足食趾为收，放开或轻握手食指或足食趾为放。

③收放脾血。收脾血能使筋血调动，放脾血能使肝血下降，重按手拇指末节或足踇趾末节6秒或6分钟为收，放开或轻握手拇指或足踇趾5秒或5分钟为放。

④收放肺血。收肺血能使脾血上升，放肺血能使心血安定。重握手无名指末节和足无名趾末节6秒或6分钟为收，放开或轻握手无名指或足无名趾5秒或5分钟为放。

⑤收放肾血。收肾血能使脾血上升，放肾血能使肝血下降。重握手小指

末节和足小趾末节 6 秒或 6 分钟为收，放开或轻握手小指和足小趾 5 秒或 5 分钟为放。

（2）经络收放穴位疗法

①处方

金穴（膻中），水穴（气海），水穴（曲骨），水穴（双天枢），木穴（血海），土穴（三阴交），土穴（太冲），土穴（气海俞），水穴（命门），金穴（左归来），木穴（右归来），土穴（中极）。

②定位

膻中属任脉，心包募穴，八会穴之气会，在前正中线上，平第 4 肋间隙或两乳头连线与前正中线的交点处。

气海属任脉，肓之原穴，在前正中线上，脐下 1.5 寸。

曲骨属任脉，在前正中线上，脐下 5 寸耻骨联合上缘中点处。

天枢属足阳明胃经，大肠募穴，脐中旁开 2 寸。

血海属足太阴脾经，屈膝，在髌骨内上缘上 2 寸股四头肌内侧头的隆起处。

三阴交属足太阴脾经，内踝尖上 3 寸，胫骨内侧面后缘。

太冲属足厥阴肝经输穴和原穴，在足背第 1、第 2 跖骨结合部之前凹陷中。

气海俞属足太阳膀胱经，在第 3 腰椎棘突下，旁开 1.5 寸。

命门属奇经八脉腧穴，在后正中线上，第 2 腰椎棘突下凹陷中。

归来属足阳明胃经，位于脐中下 4 寸，前正中线旁开 2 寸处。

中极属任脉，膀胱募穴，在前正中线上，脐下 4 寸。

③方义

金穴膻中为心包募穴，八会穴之气会，用补法以壮任脉之气，为补气之要穴。木穴气海属任脉，肓之原穴，可补肾气，气能化精，为治疗肾气不足之要穴。水穴曲骨、水分和命门，分属任督二脉，用泻法以通任督二脉血气。水穴天枢属足阳明胃经，为大肠募穴，可通大肠之腑，肠腑以通为补，故天枢可调肠腑，助胃气。

木穴血海属足太阴脾经，可滋阴养血活血，主治月经不调。 土穴三阴交属足太阴脾经，脾为后天之本，气血生化之源，可养血调经止痛。土穴太冲属足厥阴肝经输穴和原穴，可疏肝气，养肝血，调冲任。土穴气海俞属足太阳膀胱经，与足少阴肾相表里，可固太阳之表而助少阴之里。

水穴命门属督脉，督脉为阳脉之海，总督一身阳气，故命门可温肾阳，化肾精。左金右木归来属足阳明胃经，为大肠募穴，可调理后天之本，以益气养血通经。土穴中极补肾培元，清热利湿。全方取任脉与足太阴脾经、足厥阴肝经、足太阳膀胱经、足阳明胃经、奇经八脉腧穴可调达冲任，养血调经。

④操作要点

金穴膻中、左归来，性质属金，为收穴，施以补法。水穴气海、水穴曲骨、水穴双天枢、水穴命门、木穴血海、木穴右归来，性质属木、属水，为放穴，施以泻法。土穴三阴交、太冲、气海俞、中极，性质属土，为生长之穴，施以平补平泻法。

⑤操作方法

对金穴膻中、金穴左归来，以顺时针方向上顶轻按为法，即为补。对水穴气海、水穴曲骨、水穴双天枢、水穴命门、木穴血海、木穴右归来，以逆时针方向向下重按为法，即为泻。对土穴三阴交、太冲、气海俞、中极，以左转三周、右转三周为法，力度均匀，既不上顶，也不下压，即为平补平泻。

（二）血虚型

1. 临床表现

经来量少，不日即净，或点滴即止，经色淡红，质稀，头晕眼花，心悸失眠，皮肤不润，面色萎黄，舌淡苔薄，脉细无力。

2. 治疗方法

补血益气，养阴调经。

3. 张氏经络收放疗法

（1）收放五脏气血疗法

参见本病肾虚型，本型属虚证，故手法以收补法为主。

（2）经络收放穴位疗法

同本病肾虚型。

（三）血寒型

1.临床表现

经行量少，色黯红，小腹冷痛，得热痛减，畏寒肢冷，面色青白，舌黯苔白，脉沉紧。

2.治疗方法

温经散寒，活血调经。

3.张氏经络收放疗法

（1）收放五脏气血疗法

参见本病肾虚型，本型属血虚寒凝，故手法以温通法为主。

（2）经络收放穴位疗法

同肾本病虚型，同时加强养血散寒之穴位的操作。

（四）血瘀型

1.临床表现

经行涩少，色紫黑有块，小腹刺痛拒按，血块下后痛减，或胸胁胀痛，舌紫黯，或有瘀斑紫点，脉涩有力。

2.治疗方法

活血化瘀，理气调经。

3.张氏经络收放疗法

（1）收放五脏气血疗法

参见本病肾虚型，本型属瘀血阻滞所致，故手法以放泻法，活血通络为主。

（2）经络收放穴位疗法

同本病肾虚型，同时加强活血调经之穴位的操作。

（五）痰湿型

1. 临床表现

月经量少，色淡红，质黏腻如痰，形体肥胖，胸闷呕恶，带多黏腻，舌胖苔白腻，脉滑。

2. 治疗方法

化痰燥湿，调理冲任。

3. 张氏经络收放疗法

（1）收放五脏气血疗法

参见本病肾虚型，本型属痰湿阻滞，故手法以化痰除湿为主。

（2）经络收放穴位疗法

同本病肾虚型，临床可加丰隆穴以化痰除湿。

第五节　经络肢体病证

一、面痛（三叉神经痛）

三叉神经痛是发生在面部三叉神经分布区内，反复发作的阵发性短暂性剧烈疼痛。临床上以第 2 支和第 3 支三叉神经发病较多，是神经内科常见疾病之一，可分为原发性和继发性两种，中医将其归属于头痛、头风、面痛等病的范畴，多发生于中老年人，大多于 40 岁以上起病，女性较多。

（一）临床表现

在患者头面部三叉神经分布区域内，突发短暂的电击样、刀割样、烧灼样或撕裂样剧烈性疼痛，每次数秒或数分钟，骤发骤停，疼痛多为单侧性，局限于一侧三叉神经或两个分支分布区，极少三支同时累及或双侧发病。疼痛以面颊、上下颌及舌部最明显，对触觉及面部运动极为敏感。

轻触鼻翼、面颊、口舌或口舌的运动均易诱发本病，称"扳机点"。故患者不敢洗脸、刷牙、进食，甚至不敢说话，以致面色憔悴，情绪低落，身体消瘦，严重者身体虚弱，卧床不起。严重患者疼痛发作时常伴有面部肌肉出现不能控制的抽搐，称为痛性抽搐，皮肤发红、发热、流眼泪及流口水。病情表现为周期性发作，发作性剧痛一般持续数秒、数分钟，间歇期如常人。可为数分钟、数小时，甚至数天、数月。随着病程的迁延，发作越来越频繁，病情越来越严重，很少自愈。

（二）治疗方法

通经活络，疏风止痛。

（三）张氏经络收放疗法

1. 处方

土穴（合谷），木穴（迎香），水穴（四白），火穴（地仓），木穴（下关），水穴（翳风），火穴（鱼腰），木穴（左太阳），金穴（右太阳）。

2. 定位

合谷属手阳明大肠经，为手阳明大肠经原穴，在手背第1、第2掌骨间，第2掌骨桡侧的中点处。

迎香属手阳明大肠经，在鼻翼外缘中点旁开约0.5寸鼻唇沟中。

四白属足阳明胃经，目正视，瞳孔直下，眶下孔凹陷处。

地仓属足阳明胃经，位于口角旁约0.4寸处。

下关属足阳明胃经，在耳屏前，下颌骨髁状突前方，颧弓与下颌切迹所形成的凹陷中。合口有孔，张口即闭，宜闭口取穴。

翳风属手少阳三焦经，位于乳突前下方与耳垂之间的凹陷中。

鱼腰为经外奇穴，在额部瞳孔直上，眉毛中。

太阳属经外奇穴，位于眉梢与目外眦之间，向后约一横指的凹陷处。

3. 方义

土穴合谷主治面口疾病，可疏通手阳明大肠经络。木穴迎香可治疗面部疾病，与合谷相配，加强疏通手阳明大肠经。水穴四白可疏通足阳明胃经络，主治口眼㖞斜、三叉神经痛、面肌痉挛等。火穴地仓与四白同属足阳明胃经，主治口角歪斜和三叉神经痛。木穴下关亦属足阳明胃经，主治牙关不利，三叉神经痛，齿痛和口眼㖞斜等。

水穴翳风可疏通手少阳三焦之经，主治口眼㖞斜等面部疾病。火穴鱼腰属经外奇穴，可治疗面部疾病。左木右金穴太阳，为经外奇穴，主治面瘫，可疏通面部经络。以上诸穴，为手足阳明经络、手少阳三焦经脉和经外奇穴，手少阳三焦经主相火，手足阳明经络属大肠与胃，病变以实热为主，故诸穴配合，可泻阳明与少阳邪火而通经络，临床用之，可使面部疼痛得愈。

4. 操作要点

金穴右太阳穴、火穴鱼腰、火穴地仓，性质属金、属火，为收穴，施以补法。木穴左太阳穴、木穴迎香、水穴四白、木穴下关、水穴翳风，性质属木、属水，为放穴，施以泻法。土穴合谷，性质属土，为生长之穴，施以平补平泻法。

5. 操作方法

对于土穴合谷，以左转三周、右转三周为法，力度均匀，既不上顶也不下压，即为平补平泻。对于金穴右太阳穴、火穴鱼腰、火穴地仓，以顺时针方向上顶轻按为法，即为补。对于木穴左太阳穴、木穴迎香、水穴四白、木穴下关、水穴翳风，以逆时针方向向下重按为法，即为泻。

二、痿证

痿证是指由外感或内伤等原因引起的，以精血受损，肌肉筋脉失养为主要病机，临床以肢体弛缓、软弱无力，甚至日久而致肌肉萎缩或瘫痪的一种病证，亦有称为痿病者。痿即指肢体痿弱，肌肉萎缩，凡手足或其他部位的肌肉痿弱无力，弛缓不收者均属痿病范畴。因本病多发生在下肢，故又有痿躄之称。现代医学中的感染性多发性神经炎、运动神经元病、重症肌无力、肌营养不良症等病及外周神经损伤所致的肌萎缩，符合本病症候特征者，可参考本病辨证论治。

本病在辨证过程中，要注意辨虚实和辨脏腑。凡起病急，发展较快，肢体力弱，或拘急麻木，肌肉萎缩尚不明显，属实证；而起病缓慢，渐进加重，病程长，肢体弛缓，肌肉萎缩明显者，多属虚证。发生于热病过程中，或热病之后，伴咽干咳嗽，病变在肺；若面色萎黄不华，食少便溏者，病变在脾胃；起病缓慢，腰脊酸软，遗精耳鸣，月经不调，病变在肝肾。

（一）临床表现

本病以筋脉弛缓，肢体肌肉软弱无力，不能随意活动，甚至肌肉萎缩或瘫痪为主要症候特征。但因为具体症候不同，临床表现各异。有急性起病，进行性加重者；有缓慢发病者；也有时轻时重，周期性发作者；有疲劳后发病者，有睡卧后发作者。有以女性多见，有以男性为主者。一般以下肢发病多见，也有见于上肢、肩背者；有影响窍隧，难以张口、睁目者，甚至瘫痪于床者。有以肢体近端肌肉弱于远端者，或以肢体远端肌肉弱于近端者。初则仅为肌肉软弱无力，久则肌肉萎缩不用。

（二）治疗方法

通经活络，疏风止痛。

（三）张氏经络收放疗法

1. 收放血气疗法

（1）收放骨血。对于男性患者，在踝关节外踝下和内踝下重按3下为收骨血，轻按4下为放骨血；对于女性患者，在踝关节外踝下和内踝下轻按3下为收骨血，重按4下为放骨血。

（2）收放筋血。对于男性患者，在跟腱两侧重按2下为收筋血，轻按4下为放筋血；对于女性患者，在跟腱两侧轻按2下为收筋血，重按4下为放筋血。

2. 经络收放疗法

（1）处方

金穴（膻中），水穴（中脘），土穴（足三里），土穴（梁丘），土穴（伏兔），木穴（下廉），土穴（阳陵泉），水穴（阴陵泉），火穴（解溪），土穴（冲阳），水穴（申脉），木穴（悬钟），土穴（委中），金穴（左殷门），木穴

（右殷门），木穴（右环跳），金穴（左环跳），水穴（中枢），木穴（至阳），金穴（复溜），木穴（照海）。

（2）定位

膻中属任脉，位于两乳头连线与前正中线的交点处。

中脘属任脉，在脐与胸剑联合连线的中点处。

足三里属足阳明胃经，在犊鼻穴下 3 寸，胫骨前嵴外一横指处。

土穴梁丘属足阳明胃经，当屈膝时，在髂前上棘与髌骨外上缘连线上，髌骨外上缘上 2 寸。

伏兔属足阳明胃经，在髂前上棘与髌骨外上缘连线上，髌骨外上缘上 6 寸。

下廉属手阳明大肠经，在阳溪穴与曲池穴连线上，肘横纹下 4 寸处。

阳陵泉属足少阳胆经，在腓骨小头前下方凹陷中。

水穴阴陵泉属足太阴脾经，位于胫骨内侧髁下方凹陷处。

火穴解溪属足阳明胃经，位于足背踝关节横纹中央凹陷处，当蹞长伸肌腱与趾长伸肌腱之间。

冲阳属足阳明胃经，在足背最高处，当蹞长伸肌腱和趾长伸肌腱之间，足背动脉搏动处。

申脉属足太阳膀胱经，位于外踝直下方凹陷中。

悬钟又名绝谷，属足少阳胆经，位于外踝高点上 3 寸，腓骨后缘。

委中属足太阳膀胱经，位于腘横纹中点股二头肌腱与半腱肌肌腱的中间。

殷门属足太阳膀胱经，位于承扶穴与委中穴的连线上，承扶穴下 6 寸。

环跳属足少阳胆经，侧卧屈股，当股骨大转子高点与骶管裂孔连线的外 1/3 与内 2/3 交界处。

中枢属督脉，位于后正中线上，第 10 胸椎棘突下凹陷中。

至阳属督脉，位于后正中线上，第 7 胸椎棘突下凹陷中。

复溜属足少阴肾经，在太溪穴上 2 寸，当跟腱的前缘。

照海属足少阴肾经，位于内踝高点正下缘凹陷处。

（3）方义

金穴膻中、水穴中脘同属任脉，膻中为心包募穴和八会穴之气会，中脘为胃之募穴和八会穴之腑会，此二穴可调节任脉经气，任脉为阴脉之海，故具有养阴益气，调和六腑之功。土穴足三里、土穴梁丘、土穴伏兔、火穴解溪、土穴冲阳同属足阳明胃经，且足三里为足阳明胃经合穴和胃之下合穴，梁丘为足阳明胃经郄穴；伏兔可治下肢痿痹；解溪为足阳明胃经经穴，主治下肢痿痹、垂足等病；冲阳为足阳明胃经原穴，主治足痿无力，以上诸穴可调节足阳明经气，振奋后天脾胃气血生化之源，共治下肢萎软无力，亦体现了治痿独取阳明之义。木穴下廉属手阳明大肠经，可疏通大肠经气，亦体现了治痿独取阳明之义。

土穴阳陵泉、木穴悬钟、右木左金穴环跳，以上三穴同属足少阳胆经，且阳陵泉为足少阳胆经合穴、胆之下合穴、八会穴之筋会，主治膝肿痛，下肢痿痹麻木等；悬钟为八会穴之髓会，主治下肢痿痹；环跳主治腰胯疼痛、下肢痿痹、半身不遂等，由于足少阳胆主枢机，以上三穴可通胆经之气，调理气机而治疗下肢萎弱不用。

水穴阴陵泉属足太阴脾经，为足太阴脾经合穴本穴与阳明经穴相配，促进脾胃气血生化之源。水穴申脉、土穴委中、左金右木穴殷门属足太阳膀胱经，申脉为八脉交会穴，通于阳跷脉；委中为足太阳膀胱经合穴、膀胱下合穴，主治下肢痿痹；殷门主治腰痛、下肢痿痹，以上三穴同用，疏通太阳膀胱经气以治下肢痿痹。

水穴中枢和木穴至阳同属督脉，督脉为阳脉之海，总督一身阳气，与任脉经穴相配，调理脏腑阴阳，可补肝肾之阴，温肾中之阳，而肝主筋，肾主骨，以收治疗痿痹之功。金穴复溜和木穴照海同属足少阴肾经，照海为八脉交会穴，通于阴跷脉，二穴补肾中阴阳，疏通足少阴肾经，从而治疗腰脊强痛，下肢痿痹等。以上诸穴，木、火、土、金、水五行相配，相互滋生，又相互制约，共同起到治疗痿痹的作用。

（4）操作要点

金穴膻中、金穴复溜、金穴左殷门、金穴左环跳、火穴解溪，性质属金、属火，为收穴，施以补法。木穴下廉、木穴悬钟、木穴右殷门、木穴右环跳、木穴至阳、木穴照海、水穴中脘、水穴阴陵泉、水穴申脉、水穴中枢，性质属木、属水，为放穴，施以泻法。土穴足三里、梁丘、伏兔、阳陵泉、冲阳、委中，性质属土，为生长之穴，施以平补平泻法。

（5）操作方法

对于土穴足三里、梁丘、伏兔、阳陵泉、冲阳、委中，以左转三周、右转三周为法，力度均匀，既不上顶，也不下压，即为平补平泻。对于金穴膻中、金穴复溜、金穴左殷门、金穴左环跳、火穴解溪，以顺时针方向上顶轻按为法，即为补。对于木穴下廉、木穴悬钟、木穴右殷门、木穴右环跳、木穴至阳、木穴照海、水穴中脘、水穴阴陵泉、水穴申脉、水穴中枢，以逆时针方向向下重按为法，即为泻。

三、颈椎病

颈椎病又称颈肩综合征，是以颈部麻木不仁或肩臂麻木疼痛，严重者出现眩晕、瘫痪为主要临床表现的病证。临床以肩臂麻木疼痛占大多数，故又称颈臂综合征。本病属于中医学"痹证""骨痹""骨痛"等疾病的范畴。20世纪40年代，有临床专家将颈椎骨质增生、颈椎间盘退行性改变及其所引起的临床症状，综合起来称为颈椎病。20世纪50年代以后，多数医家认为颈椎病是中老年人的常见病之一，其中绝大多数的患者可以通过手法、牵引、针灸、药物等治疗手段使临床症状得到缓解。颈椎病的临床分型较多，目前较通行的分型有落枕型（或称颈型）、痹证型（或称神经根型，即颈臂综合征）、痿证型（或称脊髓型）、眩晕昏厥型（或称椎动脉型）、五官型（或称交感神经型）。

（一）痹症型

1.临床表现

痹症型颈椎病以一侧肩臂疼痛、麻木或肌肉萎缩多见，或有两臂麻痛感，主要是由于颈部椎间盘退化、骨质增生、关节囊松弛、颈椎间孔变窄等刺激颈神经根，受风寒和劳累后症状加重。根据患者的主诉及临床症状的轻重不同，临证又可分为疼痛、麻木和萎缩三型。

（1）疼痛型。发病较急，颈、肩、臂、手等部位均感觉到疼痛、酸胀，肌力和肌张力有所减弱，大多数患者为一侧发病，头部可微向患侧偏，以减轻症状。咳嗽时有震动性疼痛，夜间症状加重，患者休息时常常选择某种卧位，如侧卧时患侧向上等。

（2）麻木型。发病较慢，肩臂和上胸背等部位麻木不仁，或兼有轻度疼痛。部分患者麻木以前臂及手为主，夜间症状较明显，白天可无症状。伴有皮肤痛、温度觉减退，但肌力和肌张力均正常。

（3）萎缩型。患侧上肢肌力明显减弱，大小鱼际肌肉萎缩松弛，肌力明显减退时影响正常劳动，严重者则会致残，但无疼痛酸麻等感觉。

2.治疗方法

通经活血，活络止痛。

3.张氏经络收放疗法

（1）处方

土穴（合谷），水穴（手三里），土穴（曲池），木穴（后溪），木穴（肩髃），土穴（肩井），木穴（左风池），金穴（右风池）。

（2）定位

合谷又名虎口，在手背第1、第2掌骨之间，约平第2掌骨中点处，为手阳明大肠经原穴。

曲池位于屈肘成直角时，肘横纹外端与肱骨外上髁连线的中点，为手阳明大肠经穴。

手三里在曲池穴下2寸处，为手阳明大肠经穴。

肩髃位于肩平举时，肩部出现两个凹陷之前方的凹陷中，属手阳明大肠经穴。

后溪位于握拳时，在第 5 指掌关节后尺侧，横纹头赤白肉际处。

肩井位于大椎、肩峰连线的中点，为足少阳胆经穴。

风池位于胸锁乳突肌与斜方肌之间凹陷中，平风府穴处，为足少阳胆经穴。

（3）方义

土穴合谷、土穴曲池、水穴手三里、木穴肩髃，属手阳明大肠经穴，以上 4 穴同属阳明，阳明为多气多血之经，手阳明大肠与手太阴肺相表里，共同参与水谷的腐熟、传导与布散，平补土穴而泻木穴，为抑木扶土之法，可振奋手阳明大肠经脉之气血，具有治疗上肢局部疾病的功能和治疗本经疾病的作用。

木穴后溪为手太阳小肠经穴，手太阳经所注为"输"，是五输穴之"输"，又是八脉交会穴之一，通督脉可振奋手太阳经气，用泻法可通经脉，利血气。土穴肩井为足少阳胆经穴，可治疗头项强痛、肩背疼痛、上肢不遂等病，用泻法以通少阳之脉。木穴左风池和金穴右风池，为足少阳胆经穴，可治颈项强痛等颈部疾病，补金穴泻木穴，以调少阳经气。全方金穴、木穴、水穴、土穴相互配合，生克制化，三阳经合治，共取通经活血，活络止痛之功。

（4）操作要点

土穴合谷、曲池、肩井为生长之穴，施平补平泻法。水穴手三里、木穴后溪、木穴肩髃、木穴左风池为放穴，施以泻法。金穴右风池为收穴，施以补法。

（5）操作方法

对于土穴合谷、曲池和肩井，以左转三周、右转三周为法，力度均匀，既不上顶，也不下压，即为平补平泻。对金穴右风池，以顺时针方向上顶轻按为法，即为补。对水穴手三里、木穴后溪、木穴肩髃、木穴左风池，以逆时针方向向下重按为法，即为泻。

（二）混合型

包括落枕型颈椎病、痹证型颈椎病、眩晕昏厥型颈椎病。

1. 临床表现

落枕型颈椎病发作时，颈项部疼痛，有时延及上背部，不能俯仰旋转，并且反复发作。合并有眩晕或偏头痛者，每次发作三五天后，可有一段时间的缓解，这主要是由于中年以后，体质渐弱，肝肾之气渐亏，再兼气血亏虚或外伤劳损等因素，导致颈椎关节囊松弛，韧带钙化，进而椎间盘退化，形成骨刺等，从而引起颈背疼痛反复发作。

痹证型颈椎病临床表现见前文。

眩晕昏厥型颈椎病常见临床症状有头目眩晕，尤其以体位性眩晕为特点，可伴头痛、性情急躁易怒、复视、眼震等表现。本型多为肾水不足，肝阳上亢所致。若肾气亏损，气血虚弱者，可见眩晕时作，恶心呕吐，头重脚轻，走路不稳或发飘；或同时有偏头痛，呈胀痛或跳痛，与眩晕同时出现或交替发作。部分患者可合并有耳鸣、听力下降等症状；少数患者可有突然晕厥或跌倒，且较少发生。本病主要因钩椎关节处的骨质增生压迫导致椎动脉导管腔狭窄，椎动脉供血不足所致。

2. 治疗方法

调补肝肾，强筋壮骨。

3. 张氏经络收放疗法

（1）处方

土穴（合谷），土穴（曲池），火穴（肩髎），水穴（肩髃），木穴（左太阳），金穴（右太阳），土穴（百会），金穴（右风池），木穴（左风池），水穴（左天柱），火穴（右天柱），土穴（太冲）。

（2）定位

合谷、曲池、风池定位参见本病痹证型颈椎病。

肩髎为手少阳三焦经穴，位于肩峰后下方，上臂外展时在肩髃穴后约

1寸的凹陷中，主治肩臂疼痛拘挛不遂。

太阳为经外奇穴，位于眉梢与目外眦之间向后约1寸的凹陷中，主治头面疾病。

百会为督脉之穴，位于头顶正中，主治眩晕、中风失语等症。

天柱为足太阳膀胱经穴，位于后发际正中直上0.5寸，旁开1.3寸斜方肌外缘凹陷中，主治头痛、项强、肩背疼痛等症。

太冲为足厥阴肝经穴，为肝的原穴，足厥阴经所注为"输"，为肝经五输穴之一，位于足背第1、第2跖骨结合部之前的凹陷中，主治头痛、眩晕、口歪、麻木、下肢痿痹等症。

（3）方义

土穴合谷、曲池为大肠经穴，可主治上肢麻木、疼痛等症；土穴百会属督脉，居头顶，可升提阳气；土穴太冲属肝经，为原穴，又为厥阴所注为"输"，厥阴肝主筋，可治筋骨疾病，以上4穴性质属土，主生长，故宜平补平泻。

火穴肩髎为三焦经穴，治肩臂麻木；火穴右天柱为膀胱经穴，治肩背麻木；金穴右太阳为经外奇穴，本穴阳气多，可温养阳气；金穴右风池为胆经穴，可疏风通络，以上4穴性质属火属金，因金收为补，火收为补，故宜施行补法。

水穴肩髃、木穴左太阳、木穴左风池、水穴左天柱，以上4穴属水属木，因木放为泻，水放为泻，故宜施行泻法。

方中厥阴经穴与少阳经穴相配，可调理肝胆气机，运行经脉气血；阳明大肠经穴与太阳膀胱经穴相配，可通太阳与阳明经气，更配经外奇穴太阳，使三阳阳气充盛，气血通畅则麻木疼痛诸症可解。全方金、木、水、火、土五行穴俱全，相互资生，又相互制化，共同调补肝肾，强筋壮骨，以达到治愈颈椎疾病的目的。

（4）操作要点

土穴合谷、曲池、百会、太冲，用平补平泻。火穴肩髎、火穴右天柱、金穴右太阳、金穴右风池，用补法。水穴肩髃、木穴左太阳、木穴左风池、水穴左天柱，用泻法。

（5）操作方法

土穴合谷、曲池、百会、太冲，以左转三周、右转三周为法，力度均匀，既不上顶，也不下压，即为平补平泻。对火穴肩髎、火穴右天柱、金穴右太阳、金穴右风池，以顺时针方向上顶轻按为法，即为补。对水穴肩髃、木穴左太阳、木穴左风池、水穴左天柱，以逆时针方向向下重按为法，即为泻。

（三）五官型

1.临床表现

五官型颈椎病临床症状多不典型，或眼睑无力，眼胀痛，易流泪；或耳鸣，听力下降，或感咽部不适，有异物感，易恶心；或皮肤多汗或少汗，血压不稳，忽高忽低心跳加速等。

2.治疗方法

扶正祛邪，益气养血。

3.张氏经络收放疗法

（1）处方

土穴（百会），木穴（左四神聪），金穴（右四神聪），火穴（上四神聪），水穴（下四神聪），木穴（左风池），金穴（右风池），土穴（太冲），土穴（曲池），水穴（大椎），水穴（肝俞），木穴（肩髃）。

加减：伴眩晕、头痛、恶心者，加土穴（印堂）、土穴（风府）、水穴（外关）、火穴（内关）。

（2）定位

百会、风池、太冲、曲池、肩髃定位参见前文痹证型颈椎病和混合型颈椎病。

四神聪为经外奇穴，位于百会前、后、左、右各1寸处。

大椎属督脉，位于第7颈椎棘突下。

肝俞属足太阳膀胱经穴，位于第 9 胸椎棘突下，旁开 1.5 寸处。

印堂为经外奇穴，位于两眉头连线的中点。

风府为督脉经穴，位于后发际正中直上 1 寸处。

外关为手少阳三焦经络穴，位于腕背横纹上 2 寸，桡骨与尺骨之间。

内关为手厥阴心包经络穴，位于腕横纹上 2 寸，掌长肌腱与桡侧腕屈肌腱之间。

（3）方义

土穴百会为督脉之穴，督脉总督一身阳气，主治眩晕、头痛、耳鸣等症，取平补平泻，可温养阳气，阳气充盛，则气血流通畅达；土穴太冲为足厥阴肝经穴，又为肝经原穴，是肝之元气经过和留止的部位，肝藏血主筋，可主治肝之气血不足，治肌肉筋骨麻木、疼痛之症，取平补平泻，可振奋肝之元气，补益肝血，疏经活络，气血双调；土穴曲池为大肠经穴，取平补平泻，可治上肢麻木、疼痛等症，以上 3 穴为土穴，土主生长，故宜平补平泻，以生土气。

水穴大椎属督脉，可通阳泄热，解表疏风，安神健脑，故泻之以温通督脉阳气，疏风活血通络，主治头项强痛；水穴肝俞属足太阳膀胱经，是肝之经气输注于背部的腧穴，又肝藏血主筋，太阳膀胱经走表，统摄营卫二气，故泻之以通经活络，疏通气血；水穴下四神聪属经外奇穴，可健脑调神，清利头目，主治失眠、健忘、头痛、眩晕等症，以上 3 穴为水穴，水主放，故用泻法以泻其邪气，通经活络。

木穴肩髃属大肠经穴，可疏通手阳明经脉，主治肩臂麻木疼痛；木穴左风池属胆经穴，可疏风通络，主治颈项麻木疼痛；木穴左四神聪位于巅顶，属奇穴，又头为诸阳之会，故可疏通阳经之气血，以上 3 穴性质属木，故泻之以通少阳、阳明之经气，并可上疏头风，以通诸阳经之气血。

金穴右风池、金穴右四神聪和火穴上四神聪，为经外奇穴，性质属金、属火，故收之以补诸阳之气血，而少阳又为少火，故金穴右风池又助少火生阳气。以上诸穴相配，金、木、水、火、土五行穴俱全，收放有序，补泻有度，从而达扶正祛邪，益气养血活血之功。

若伴眩晕、头痛、恶心者，加土穴印堂、土穴风府、水穴外关、火穴内关。土穴印堂为经外奇穴，主治头痛、眩晕偏于前额者。土穴风府为督脉经穴，亦可治疗头痛、眩晕偏于头项者。水穴外关为手少阳三焦经络穴，又是八脉交会穴之一，通阳维脉，泻之以通少阳之经气。火穴内关为手厥阴心包经络穴，又是八脉交会穴之一，通阴维脉，补之以助手厥阴之阳气。

（4）操作要点

土穴百会、太冲、曲池、印堂、风府，以上5穴性质属土，土主生长，故操作宜平补平泻，以生土气。水穴大椎、肝俞、下四神聪、外关，以上4穴性质属水，水主放，故操作宜用泻法以泻其邪气，通经活络。木穴肩髃、左风池、左四神聪，以上3穴性质属木，故操作宜用泻法，以通经气。金穴右风池、金穴右四神聪、火穴上四神聪、火穴内关，以上4穴，其性质属金、属火，金与火主收，故操作宜用补法，以养诸阳之气血。

（5）操作方法

土穴百会、太冲、曲池、印堂、风府，以左转三周、右转三周为法，力度均匀，既不上顶，也不下压，即为平补平泻。对金穴右风池、金穴右四神聪、火穴上四神聪、火穴内关，以顺时针方向上顶轻按为法，即为补。对水穴大椎、水穴肝俞、水穴下四神聪、水穴外关、木穴肩髃、木穴左风池、木穴左四神聪，以逆时针方向向下重按为法，即为泻。

四、肩关节病

肩关节疾病多属中医学痹证和伤筋的范畴，又称"肩痹""漏肩风""肩凝"和"五十肩"等，多由外邪侵袭经络，气血闭阻，运行不畅引起，临床以肩周围麻木，酸痛，重着及屈伸不利，旋转不能为主要表现。根据发病原因和症状先后的表现及年龄特征，肩关节疾病的病因分为外因和内因两方面。

外因包括外力和六淫邪气。外力主要有直接外力和间接外力，直接外力所造成的肩关节周围疾病多发生在外力直接作用的局部，肩关节周围筋肉常被挤压碾挫，损伤严重者，可致断裂，短时间内局部出现肿胀、青紫等症状。间接外力多发生在外力直接作用以外的部位，常为大筋、柔筋，即肌肉、肌腱、关节囊等的撕裂伤，疼痛、肿胀、出血、瘀血、瘀斑等症状的出现一般较迟缓。另外，积累性外力所致的肩关节周围疾病常与职业有关，多是由于反复发生或持久作用的微小力量渐积而成，可造成筋的慢性损伤，出现疼痛、筋挛、僵硬或筋结、条索等明显的临床症状，有些患者虽无明显的临床症状，但筋却有病理改变，当轻度劳累或感受风寒湿等邪气时便会产生疼痛。

从六淫邪气所致的病证来看，与肩关节周围疾病关系最密切的是风、寒、湿三邪。此三邪既是某些肩关节周围疾病的直接诱因，又是发病后出现并发症的病因，即《素问·痹论》所述"风寒湿三气杂至，合而为痹也"。其中以风邪为主者，常可出现上肢的游走性疼痛、抽搐、拘挛、颈项强直等表现；以寒邪为主者，常可出现上肢肩关节周围的固定性疼痛、肢体拘挛、筋脉收引、怕冷、四肢发凉等表现；若以湿邪为主者，则易见局部困重，固定性的局部酸重感或肿胀，病程缠绵难愈。本节主要介绍临床常见的肩部挫伤、冈上肌腱炎、肱二头肌长头肌腱炎、肱二头肌肌腱炎、肩峰下滑囊炎、肩关节周围炎的张氏经络收放疗法。

（一）肩部挫伤

肩部挫伤又称肩部伤筋，是由于打击或碰撞等原因使人体肩部受伤引起的肩关节周围疾病之一，伤到关节者称为肩髃伤筋。

1. 临床表现

临床表现轻重不一，轻者出血易于消散吸收而痊愈；重者病变部位较深，并有组织纤维的断裂，局部瘀血红肿，皮下青紫斑块，肿胀疼痛并伴有压痛，关节功能活动受限，但多为暂时性功能受限。亦有少数临床症状较重的病例，可导致组织的部分纤维断裂或并发小的撕脱性骨折，症状往往迁延数日甚至数周。

2. 治疗方法

益气活血，通经止痛。

3. 张氏经络收放疗法

（1）处方

火穴（天宗），木穴（肩髃），火穴（肩髎），金穴（肩贞），土穴（肩井）。

（2）定位

天宗为手太阳小肠经穴，位于举臂时，肩胛冈下窝的中央，可治肩胛疼痛。

肩髃属手阳明大肠经穴，为手阳明经与阳脉的交会穴，位于肩平举时，肩部出现两个凹陷之前方的凹陷中，可治肩臂挛痛不遂。

肩髎为手少阳三焦经穴，位于肩峰后下方，上臂外展时在肩髃穴后约1寸的凹陷中，主治肩臂疼痛，拘挛不遂。

肩贞为手太阳小肠经穴，并且是手足太阳、阳维脉与阳跷脉的交会穴，位于腋后皱襞直上，肩胛骨下缘凹陷中，主治肩臂疼痛。

肩井位于大椎、肩峰连线的中点，为足少阳胆经穴，可治肩背疼痛，上肢不遂。

（3）方义

木穴肩髃属手阳明大肠经穴，主治上肢疼痛拘挛，用于肩部挫伤，以促进手阳明大肠经气旺盛，使气旺血行，经脉自通，肩关节疼痛自解。火穴天宗、金穴肩贞两穴同属手太阳小肠经穴，手太阳小肠经脉出肩胛，绕肩胛，交肩上，故手太阳小肠经脉为治疗肩关节周围疾病的重要经脉之一；以上两穴均可治疗肩部局部疾病。施以补法，以补手太阳小肠经气，经气盛则经脉通，气血调和，流通如常，则疾病自解。

火穴肩髎为手少阳三焦经穴，手少阳三焦经脉循臑外上肩，手少阳经气不通则亦可出现肩部疾病，主治肩臂疼痛，拘挛不遂，用补法使手少阳三焦经气充盛，气旺则血行，故可治疗气虚瘀血阻于经脉之证。土穴肩井为足少阳胆经穴，可治肩背疼痛，上肢不遂。全方金、木、火、土四行穴位相互配合，生克制化，共取益气活血，通经和络止痛之功。

（4）操作要点

土穴肩井，性质属土，故宜助其生长而用平补平泻之法。木穴肩髃，性质属木，故宜放其经气而用泻法，以祛瘀通经。火穴天宗、火穴肩髎、金穴肩贞，性质属火、属金，故宜收而用补法，以益气通经。

（5）操作方法

对于土穴肩井，以左转三周、右转三周为法，力度均匀，既不上顶，也不下压，即为平补平泻。对于火穴天宗、火穴肩髎、金穴肩贞，以顺时针方向上顶，轻按为法，即为补。对于木穴肩髃，以逆时针方向向下重按为法，即为泻。

（二）冈上肌腱炎

冈上肌腱炎又称肩扭伤，属中医学"伤筋"和"筋痹"的范畴。冈上肌在肩部属于肩袖的组成部分，冈上肌、冈下肌、小圆肌和肩胛下肌都起于肩胛骨，止于肱骨大结节和解剖颈，由于上述四肌腱彼此相连，形如袖套，故称肩袖。肩袖形如马蹄，有悬吊肱骨之作用，冈上肌还有协助三角肌外展的功能。冈上肌腱向上与肩峰下滑囊相连，向下与肩关节囊紧密相连。因此，当病变时，往往可以互相波及。因为冈下肌收缩使肩外旋，肩胛下肌收缩使肩内旋，一旦冈上肌腱受伤，则给肩部的外展功能带来不同程度的影响，严重者导致肩部不能抬举。

1. 临床表现

冈上肌腱炎一般起病缓慢，症状多不明显，但当每次肩外展动作时，由于冈上肌腱都要通过肩峰与肱骨头所构成的狭小间隙，所以容易受到挤压而损伤。疼痛局限在肩部外侧，有时可下传至臂及手部，上至斜方肌，遇寒湿邪气，则易侵入肌腠，流注经筋，使症状加重，造成主动外展功能受阻，或因疼痛而受到限制。体征有肱骨大结节或三角肌附着点压痛，外展运动中间范围在 60°～100° 时疼痛明显，超过 120° 再外展则"疼痛弧"消失，这是由于冈上肌腱外旋离开了与肩峰摩擦的关系；放下时上述症状特点重新出现。X 线检查显示冈上肌腱偶见钙化、骨质疏松，多为组织变性后的一种晚期变化。

2.治疗方法

调和气血，通络止痛。

3.张氏经络收放疗法

（1）处方

土穴（合谷），水穴（肘髎），火穴（天宗），木穴（肩髃），火穴（肩髎），金穴（肩贞），土穴（肩井）。

（2）定位

合谷在手背第1、第2掌骨之间，约平第2掌骨中点处，为手阳明大肠经原穴，本穴主治病证较多，在此主要通大肠经脉之气以治肩痛。

肘髎在屈肘时，曲池穴外上方1寸，在肱骨边缘，为手阳明大肠经穴，可治肘臂酸痛、麻木、挛急。

天宗位于举臂时，肩胛冈下窝的中央，为手太阳小肠经穴，可治肩胛疼痛。

肩髃位于肩平举时，肩部出现两个凹陷之前方的凹陷中，属手阳明大肠经穴，为手阳明经与阳脉的交会穴，可治肩臂挛痛不遂。

肩髎为手少阳三焦经穴，位于肩峰后下方，上臂外展时在肩髃穴后约1寸的凹陷中，主治肩臂疼痛，拘挛不遂。

肩贞位于腋后皱襞直上，肩胛骨下缘凹陷中，为手太阳小肠经穴，并且是手足太阳、阳维脉与阳跷脉的交会穴，主治肩臂疼痛。

肩井位于大椎、肩峰连线的中点，为足少阳胆经穴，可治肩背疼痛，上肢不遂。

（3）方义

土穴合谷、水穴肘髎、木穴肩髃，三穴同属手阳明大肠经穴，手阳明大肠经上肩，主治上肢疼痛拘挛；同一经脉之穴，五行属性又各不相同，木、土、水之穴共存，施以水放、木放、土生长之法，共同促进手阳明大肠经气旺盛，使气旺血行，经脉自通。

火穴天宗、金穴肩贞两穴同属手太阳小肠经穴，手太阳小肠经脉出肩解，绕肩胛，交肩上，为治疗肩关节周围疾病的重要经脉之一；以上两穴均可治疗肩部局部疾病，施以补法，以补手太阳小肠经气，经气盛则经脉通，气血调和，则疾病自解。

火穴肩髎为手少阳三焦经穴，手少阳三焦经脉循臑外上肩，手少阳经气不通，则亦可出现肩部疾病，主治肩臂疼痛，拘挛不遂，用补法使手少阳三焦经气充盛，气旺则血行，故可治疗气虚瘀血阻于经脉之证。土穴肩井为足少阳胆经穴，可治肩背疼痛，上肢不遂。

全方金、木、水、火、土五行穴位相互配合，生克制化，共取补益阳明，益气活血，通经和络止痛之功。

（4）操作要点

土穴合谷、肩井，两穴性质属土，故宜助其生长而用平补平泻之法。水穴肘髎、木穴肩髃，性质属水、属木，故宜放其经气而用泻法，以祛瘀通经。火穴天宗、火穴肩髎、金穴肩贞，性质属火、属金，故宜收而用补法，以益气通经。

（5）操作方法

对于土穴合谷、肩井，以左转三周、右转三周为法，力度均匀，既不上顶，也不下压为宜。对于火穴天宗、火穴肩髎、金穴肩贞，以顺时针方向上顶轻按为法，即为补。对于水穴肘髎、木穴肩髃，以逆时针方向向下重按为法，即为泻。

（三）肱二头肌长头肌腱炎

肱二头肌长头肌腱炎，属于中医学"肩痹"的范畴。在解剖学上，肱二头肌长头起于肩胛盂上及后唇粗隆，出关节囊，经过肱骨结节间沟肱二头肌长头肌腱鞘；短头起于喙突，止于前臂桡骨的肱二头肌结节粗隆，其腱鞘在肱骨结节间沟沿肱二头肌长头腱伸展，止于肱骨外科颈平面。造影时可见腱鞘呈韭叶状，末端呈滴泪状，并与关节囊相通，平均宽度约为 0.9 厘米，多发于中年人，有时可与肩关节周围炎同时存在。

1.临床表现

肱二头肌腱鞘炎也常为本病的原因之一，某些年龄较大的患者，常与其他肩部疾病并存，如肱二头肌长头肌腱炎多与肩关节周围炎同时存在。急性期主要表现为三角肌保护性痉挛，局部肿胀，疼痛及压痛，活动时加重，休息后减轻。检查时，压痛在肩前外侧；屈肘时，抗阻力痛为阳性；肱二头肌收缩时，触摸局部可有捻发音感；当合并肩关节周围炎时，可见关节僵硬及肌肉萎缩。

2.治疗方法

阴阳共调，活血止痛。

3.张氏经络收放疗法

（1）处方

土穴（合谷），水穴（肘髎），火穴（手五里），火穴（天宗），木穴（肩髃），火穴（肩髎），金穴（肩贞），木穴（天泉），土穴（肩井）。

（2）定位

合谷在手背第1、第2掌骨之间，约平第2掌骨中点处，为手阳明大肠经原穴，本穴主治病证较多，在此主要通大肠经脉之气以治肩痛。

肘髎在屈肘时，曲池穴外上方1寸，肱骨边缘，为手阳明大肠经穴，可治肘臂酸痛、麻木、挛急。

手五里在曲池穴与肩髃穴连线上，曲池穴上3寸处，为手阳明大肠经穴，可治肘臂挛痛。

天宗在举臂时，肩胛冈下窝的中央，为手太阳小肠经穴，可治肩胛疼痛。

肩髃位于肩平举时，肩部出现两个凹陷之前方的凹陷中，属手阳明大肠经穴，为手阳明经与阳跷脉的交会穴，可治肩臂挛痛不遂。

肩髎为手少阳三焦经穴，位于肩峰后下方，上臂外展时在肩髃穴后约1寸的凹陷中，主治肩臂疼痛，拘挛不遂。

肩贞位于腋后皱襞直上，肩胛骨下缘凹陷中，为手太阳小肠经穴，并且是手足太阳、阳维脉与阳跷脉的交会穴，主治肩臂疼痛。

天泉位于上臂掌侧，腋前皱襞下端水平线 2 寸，肱二头肌长短头之间，属手厥阴心包经穴，可主治臂痛。

肩井位于大椎、肩峰连线的中点，为足少阳胆经穴，可治肩背疼痛，上肢不遂。

（3）方义

土穴合谷、水穴肘髎、火穴手五里、木穴肩髃，同属手阳明大肠经穴，手阳明大肠经上肩，主治上肢疼痛拘挛；同一经脉之穴，五行属性又各不相同，木、火、土、水之穴共存，施以火收、水放、木放、土生长之法，共同促进手阳明大肠经经气旺盛，使气旺血行，则疼痛自解。

火穴天宗、金穴肩贞，同属手太阳小肠经穴，手太阳小肠经脉出肩解，绕肩胛，交肩上，故手太阳小肠经脉为治疗肩关节周围疾病的重要经脉之一。以上两穴均可治疗肩部局部疾病，施以补法，以补手太阳小肠经气，经气盛则经脉通，则疾病自解。

火穴肩髎为手少阳三焦经穴，手少阳三焦经脉循臑外，上肩，手少阳经气不通，则亦可出现肩部疾病，主治肩臂疼痛，拘挛不遂，用补法使手少阳三焦经气充盛，气旺则血行，故可治疗气虚，瘀血阻于经脉之证。木穴天泉属手厥阴心包经穴，可舒筋活络，主治臂痛。土穴肩井为足少阳胆经穴，可治肩背疼痛，上肢不遂。全方金、木、水、火、土五行穴位相互配合，生克制化，手三阳与足少阳经合治，共取补益阳明，益气活血作用，具有阴阳共调，通经和络止痛之功。

（4）操作要点

土穴合谷、肩井，性质属土，故宜助其生长而用平补平泻之法。水穴肘髎、木穴肩髃、木穴天泉，性质属水、属木，故宜放其经气而用泻法，以祛瘀通经。火穴手五里、火穴天宗、火穴肩髎、金穴肩贞，性质属火、属金，故宜收而用补法，以益气通经。

（5）操作方法

对于土穴合谷、肩井，以左转三周、右转三周为法，力度均匀，既不上顶，也不下压为宜。对于火穴手五里、火穴天宗、火穴肩髎、金穴肩贞，以顺时针方向上顶轻按为法，即为补。对于水穴肘髎、木穴肩髃、木穴天泉，以逆时针方向向下重按为法，即为泻。

（四）肱二头肌肌腱炎

肱二头肌肌腱炎属于中医学"伤筋""伤痹"的范畴，在临床上，大多数肱二头肌肌腱炎常和肌腱断裂同时存在。肌腱断裂可因一次剧烈的肌肉收缩，或在劳损的基础上由轻微的外力而诱发，肌腱断裂属于中医学"筋断筋绝"的范畴，病情较重。肱二头肌肌腱炎合并肌腱断裂，可视为同一疾病的两个不同阶段，具有前因后果的关系，二者的病位都在肱二头肌肌腱结节间沟处，而断裂还可以发生在肌腹与肌腱连接处。

1. 临床表现

本病起病缓慢，临床上一般先有轻度疼痛和活动僵滞的感觉。在较长时间范围内，属于生理过程中反复多次的一过性组织受损。当病变达到一定程度后，可出现损伤。这时多表现为急性发病，在肩的内前侧部，由一般不适转变为剧烈疼痛，有时可以听到组织撕裂的声音，随之出现肘部屈曲无力，继而肩部肿胀，出现皮下瘀斑等临床症状。

体检可见结节间沟部压痛，重症患者特别明显，当屈肘时可有轻微的捻发音或摩擦感。组织纤维没有断裂时抗阻力试验尚可，如果组织纤维断裂，上臂屈曲即可出现"肿物隆起"。这是因为断裂部分的肌纤维收缩，并向远端移位所致，故肿胀上方呈凹陷状。如果是肌腹断裂，则出现两块隆起，中间出现间隙，抗阻力试验无力感或疼痛加重为阳性。

2. 治疗方法

益气活血，通络止痛。

3. 张氏经络收放疗法

（1）处方

土穴（合谷），水穴（肘髎），火穴（手五里），火穴（天宗），木穴（肩髃），火穴（肩髎），金穴（肩贞），木穴（天泉），土穴（肩井）。

（2）定位

合谷在手背第1、第2掌骨之间，约平第2掌骨中点处，为手阳明大肠经原穴，本穴主治病证较多，在此主要通大肠经脉之气以治肩痛。

肘髎位于屈肘时，曲池穴外上方1寸，肱骨边缘，为手阳明大肠经穴，可治肘臂酸痛、麻木、挛急。

手五里在曲池穴与肩髃穴连线上，曲池穴上3寸处，为手阳明大肠经穴，可治肘臂挛痛。

天宗在举臂时，肩胛冈下窝的中央，为手太阳小肠经穴，可治肩胛疼痛。

肩髃位于肩平举时，肩部出现两个凹陷之前方的凹陷中，属手阳明大肠经穴，为手阳明经与阳跷脉的交会穴，可治肩臂挛痛不遂。

肩髎为手少阳三焦经穴，位于肩峰后下方，上臂外展时在肩髃穴后约1寸的凹陷中，主治肩臂疼痛，拘挛不遂。

肩贞位于腋后皱襞直上，肩胛骨下缘凹陷中，为手太阳小肠经穴，并且是手足太阳、阳维脉与阳跷脉的交会穴，主治肩臂疼痛。

天泉位于上臂掌侧，腋前皱襞下端水平线2寸，肱二头肌长短头之间，属手厥阴心包经穴，可主治臂痛。

肩井位于大椎、肩峰连线的中点，为足少阳胆经穴，可治肩背疼痛，上肢不遂。

（3）方义

土穴合谷、水穴肘髎、火穴手五里、木穴肩髃，同属手阳明大肠经穴，手阳明大肠经上肩，主治上肢疼痛拘挛；同一经脉之穴，五行属性又各不相同，木、火、土、水之穴共存，施以火收、水放、木放、土生长之法，共同促进手阳明大肠经经气旺盛，使气旺血行，则疼痛自解。

火穴天宗、金穴肩贞，同属手太阳小肠经穴，手太阳小肠经脉出肩解，绕肩胛，交肩上，故手太阳小肠经脉为治疗肩关节周围疾病的重要经脉之一，可治疗肩部局部疾病；施以补法，以补手太阳小肠经气，经气盛则经脉通，则疾病自解。

火穴肩髎为手少阳三焦经穴，手少阳三焦经脉循臑外上肩，手少阳经气不通，则亦可出现肩部疾病，主治肩臂疼痛拘挛不遂，用补法使手少阳三焦经经气充盛，气旺则血行，故可治疗气虚瘀血阻于经脉之证。木穴天泉属手厥阴心包经穴，可舒筋活络，主治臂痛。土穴肩井为足少阳胆经穴，可治肩背疼痛，上肢不遂。全方金、木、水、火、土五行穴位相互配合，生克制化，手三阳与足少阳经合治，共取补益阳明，益气活血，具有阴阳共调，通经和络止痛之功。

（4）操作要点

土穴合谷、肩井，性质属土，故宜助其生长而用平补平泻之法。水穴肘髎、木穴肩髃、木穴天泉，性质属水、属木，故宜放其经气而用泻法，以祛瘀通经。火穴手五里、火穴天宗、火穴肩髎、金穴肩贞，性质属火、属金，故宜收而用补法，以益气通经。

（5）操作方法

对于土穴合谷、肩井，以左转三周、右转三周为法，力度均匀，既不上顶，也不下压。对火穴手五里、火穴天宗、火穴肩髎、金穴肩贞，以顺时针方向上顶轻按为法，即为补。对水穴肘髎、木穴肩髃、木穴天泉，以逆时针方向向下重按为法，即为泻。

（五）肩峰下滑囊炎

肩峰下滑囊炎是由于肩峰下结构发生炎症所引起的病变，在生理上，肩峰下滑囊属于关节活动的一种缓冲组织，囊的外壁光滑，内壁被盖滑膜，同时附属于肩关节中的功能性关节结构，能起到解剖关节相似的作用。这是因为肩峰下滑囊在三角肌之下，又称为三角肌下滑囊结构，作用于肩肱关节，能使肩肱关节滑利，减少磨损，不易于发生劳损。在关节活动过程中，当肩关节超外展的时候，肩峰下滑囊大部进入肩峰下，自然下垂时则大部分存在于三角肌下。肩峰下滑囊的上部为肩峰，与喙突靠牢；其底部为冈上肌；其下和各短小肌腱及肱骨大结节相连。当肩峰下滑囊发生病变时，则首先与其关联的冈上肌常同时出现病变，其次同时出现肩关节功能的紊乱。

1. 临床表现

肩峰下滑囊炎发病后，肩外侧部位由不适发展为疼痛，临床上肿胀明显，在三角肌前缘有时会鼓出囊性肿块，肩部轮廓扩大。活动性疼痛主要在三角肌收缩和上肢外展时明显并且加剧，而肩峰下压痛为本病的重要临床体征，合并冈上肌腱炎时可出现外展中间疼痛弧征。

2. 治疗方法

益气活血，通经活络。

3. 张氏经络收放疗法

（1）处方

火穴（天宗），木穴（肩髃），火穴（肩髎），金穴（肩贞），土穴（肩井）。

（2）定位

天宗在举臂时，肩胛冈下窝的中央，为手太阳小肠经穴，可治肩胛疼痛。

肩髃位于肩平举时，肩部出现两个凹陷之前方的凹陷中，属手阳明大肠经穴，为手阳明经与阳跷脉的交会穴，可治肩臂挛痛不遂。

肩髎为手少阳三焦经穴，位于肩峰后下方，上臂外展时，在肩髃穴后约1寸的凹陷中，主治肩臂疼痛、拘挛不遂。

肩贞位于腋后皱襞直上，肩胛骨下缘凹陷中，为手太阳小肠经穴，并且是手足太阳、阳维脉与阳跷脉的交会穴，主治肩臂疼痛。

肩井位于大椎、肩峰连线的中点，为足少阳胆经穴，可治肩背疼痛，上肢不遂。

（3）方义

木穴肩髃属手阳明大肠经穴，主治上肢疼痛拘挛，用于肩部挫伤，以促进手阳明大肠经经气旺盛，使气旺血行，经脉自通，肩关节疼痛自解。火穴天宗、金穴肩贞，同属手太阳小肠经穴，手太阳小肠经脉出肩解，绕肩胛，交肩上，故手太阳小肠经脉为治疗肩关节周围疾病的重要经脉之一，可治疗肩部局部疾病；施以补法，以补手太阳小肠经气，经气盛则经脉通，气血调和，流通如常，则疾病自解。

火穴肩髎为手少阳三焦经穴，手少阳三焦经脉循臑外上肩，手少阳经气不通则亦可出现肩部疾病，主治肩臂疼痛、拘挛不遂；用补法使手少阳三焦经经气充盛，气旺则血行，故可治疗气虚瘀血阻于经脉之证。土穴肩井为足少阳胆经穴，可治肩背疼痛，上肢不遂。

全方金、木、火、土四行穴位相互配合，生克制化，共取益气活血，通经和络止痛之功。

（4）操作要点

土穴肩井，性质属土，故宜助其生长而用平补平泻之法。木穴肩髃，性质属木，故宜放其经气而用泻法，以祛瘀通经。火穴天宗、火穴肩髎、金穴肩贞，性质属火、属金，故宜收而用补法，以益气通经。

（5）操作方法

对于土穴肩井，以左转三圈、右转三圈为法，力度均匀，既不上顶，也不下压为宜。对于火穴天宗、火穴肩髎、金穴肩贞，以顺时针方向上顶轻按为法，即为补。对于木穴肩髃，以逆时针方向向下重按为法，即为泻。

（六）肩关节周围炎

肩关节周围炎为肩关节周围软组织退行性及炎症性病变，属于中医学"漏肩风""肩痹""肩凝""僵硬肩"和"五十肩"等范畴。一般认为肩部受凉、过度劳累、慢性劳损与本病的形成有密切关系，常见于中年以后，女性发病略多于男性。

1. 临床表现

本病早期即出现单侧肩部酸痛，但偶尔也见两侧肩部同时受累发病者。疼痛可向颈部和上臂放散，或呈弥漫性疼痛。静止痛为本病的最重要临床特征，表现为日轻夜重，晚间往往可以痛醒，早晨起床肩关节稍微活动后，疼痛可以减轻。由于疼痛的原因，肩关节外展和内旋等活动明显受限，局部按压出现广泛性压痛。后期由于病变组织产生粘连，导致肩关节功能障碍加重，但疼痛程度反而减轻。因此，本病早期以疼痛为主，后期以功能障碍为主。

2.治疗方法

活血通络，祛瘀止痛。

3.张氏经络收放疗法

（1）处方

土穴（合谷），水穴（手三里），水穴（肘髎），火穴（手五里），火穴（天宗），木穴（肩髃），火穴（肩髎），金穴（肩贞），木穴（天泉），土穴（肩井），水穴（中府）。

（2）定位

合谷在手背第1、第2掌骨之间，约平第2掌骨中点处，为手阳明大肠经原穴，主治病证较多，在此主要通大肠经脉之气以治肩痛。

手三里在曲池穴下2寸处，为手阳明大肠经穴，可治上肢不遂。

肘髎位于屈肘时，曲池穴外上方1寸，在肱骨边缘，为手阳明大肠经穴，可治肘臂酸痛、麻木、挛急。

手五里在曲池穴与肩髃穴连线上，曲池穴上3寸处，为手阳明大肠经穴，可治肘臂挛痛。

天宗在举臂时，肩胛冈下窝的中央，为手太阳小肠经穴，可治肩胛疼痛。

肩髃位于肩平举时，肩部出现两个凹陷之前方的凹陷中，属手阳明大肠经穴，为手阳明经与阳跷脉的交会穴，可治肩臂挛痛不遂。

肩髎为手少阳三焦经穴，位于肩峰后下方，上臂外展时在肩髃穴后约1寸的凹陷中，主治肩臂疼痛、拘挛不遂。

肩贞位于腋后皱襞直上，肩胛骨下缘凹陷中，为手太阳小肠经穴，并且是手足太阳、阳维脉与阳跷脉的交会穴，主治肩臂疼痛。

天泉位于上臂掌侧，腋前皱襞上端水平线2寸，肱二头肌长短头之间，属手厥阴心包经穴，可主治臂痛。

肩井位于大椎、肩峰连线的中点，为足少阳胆经穴，可治肩背疼痛，上肢不遂。

中府位于胸前壁外上方，前正中线旁开6寸，平第1肋间隙处，属手太阴肺经穴，为肺的募穴、手太阴经交会穴，可治肩背疼痛和上肢疾病。

（3）方义

土穴合谷、水穴手三里、水穴肘髎、火穴手五里、木穴肩髃，同属手阳明大肠经穴，手阳明大肠经上肩，主治上肢疼痛拘挛，用于肩关节周围炎，取治痿独取阳明之意；同一经脉之穴，五行属性又各不相同，木、火、土、水之穴共存，施以火收、水放、木放、土生长之法，共同促进手阳明大肠经气旺盛，使气旺血行，经脉自通，肩关节疼痛自解。

火穴天宗、金穴肩贞，同属手太阳小肠经穴，手太阳小肠经脉出肩解，绕肩胛，交肩上，故手太阳小肠经脉为治疗肩关节周围疾病的重要经脉之一，可治疗肩部局部疾病；施以补法，以补手太阳小肠经气，经气盛则经脉通，气血调和，流通如常，则疾病自解。火穴肩髎为手少阳三焦经穴，手少阳三经经脉循臑外，上肩，手少阳经气不通，则亦可出现肩部疾病，肩髎主治肩臂疼痛、拘挛不遂，用补法使手少阳三焦经气充盛，气旺则血行，故可治疗气虚、瘀血阻于经脉之证。

木穴天泉属手厥阴心包经穴，可舒筋活络，主治臂痛。土穴肩井为足少阳胆经穴，可治肩背疼痛，上肢不遂。水穴中府，属手太阴肺经穴，为肺的募穴，手足太阴经交会穴，可治肩背疼痛和上肢疾病。全方金、木、水、火、土五行穴位相互配合，生克制化，手三阳与足少阳经合治，足太阴经与手厥阴经与手太阴经合治，共取补益阳明，益气活血，兼滋太阴，阴阳共调，通经和络止痛之功。

（4）操作要点

土穴合谷、肩井，性质属土，故宜助其生长而用平补平泻之法。水穴手三里、水穴肘髎、水穴中府、木穴肩髃、木穴天泉，性质属水、属木，故宜放其经气而用泻法，以祛瘀通经。火穴手五里、火穴天宗、火穴肩髎、金穴肩贞，性质属火、属金，故宜收而用补法，以益气通经。

（5）操作方法

对于土穴合谷、肩井，以左转三周、右转三周为法，力度均匀，既不上顶，也不下压为宜。对于火穴手五里、火穴天宗、火穴肩髎、金穴肩贞，以顺时针方向上顶轻按为法，即为补。对于水穴手三里、水穴肘髎、水穴中府、木穴肩髃、木穴天泉，以逆时针方向向下重按为法，即为泻。

五、腰痛

腰痛是指身后肋骨以下，股骨以上部位的疼痛。腰部尤其是腰骶部，经常处于负重状态，活动范围亦较大，所以损伤机会较多。另外，腰部先天发育变异较多，且容易发生退行性变，此亦为产生腰痛的重要内在因素，就其外在原因，除了急性外伤以外，中医认为尚有风寒湿热等邪侵袭。本节重点介绍急性腰肌筋膜损伤、急性腰部韧带损伤、急性腰椎后关节滑膜嵌顿、腰椎间盘突出症、腰椎椎管狭窄症、腰肌劳损、腰棘间韧带损伤、腰棘间韧带损伤、腰椎横突综合征、增生性脊柱炎等疾病的张氏经络收放疗法。

（一）急性腰肌筋膜损伤

腰部脊柱承担着身体二分之一以上的重量，从事着复杂的运动，其前方是腹腔，无骨性结构保护，附近只有一些肌肉、筋膜和韧带，故在持重和运动过程中，脊柱本身及其周围软组织极易受到损伤，而脊柱周围肌肉筋膜的急性损伤即为急性腰肌筋膜损伤，俗称"闪腰岔气"。

对此，中医古代文献中亦有相关论述，《素问·刺腰痛论》："衡络之脉（即带脉），令人腰痛。不可以俯仰，仰则恐仆，得之举重伤腰。"指出了外伤与急性腰痛的关系。清代医家尤在泾云："瘀血腰痛者，闪挫及强力举重得之。盖腰者，一身之要，屈伸俯仰，无不由之。若一有损伤，则血脉凝泣，经络壅滞，令人卒痛不能转侧，其脉涩，日轻夜重者是也。"此论亦明确了急性腰痛的病因症状及病变特点。

本病多见于青壮年体力劳动者，儿童和老人少见，长期从事弯腰工作的重体力劳动者和平素缺乏体育锻炼者易发，90% 的病变发生在腰骶部、两侧骶棘肌和骶髂关节处。新病易治，久病难疗，复感风寒湿邪而兼痹证者，亦较难痊愈。临床常分为气滞络阻和气阻血瘀等证型。

1. 气滞络阻型

（1）临床表现

有明显损伤史，患者常感到腰部有一响声或有组织"撕裂"感；伤后即感腰部一侧或两侧疼痛，疼痛多位于腰骶部，可影响到一侧或两侧臀部及大腿后部。轻伤者，损伤当时尚能坚持继续劳动，数小时后或次日症状加重；重伤者，损伤当时即不能站立，腰部用力、咳嗽、打喷嚏时疼痛加剧。患者不能直腰、俯仰、转身，动则疼痛加剧。患者为减轻腰部疼痛，常用两手扶住并固定腰部。本型以气滞为主，兼有络阻，患者腰痛时轻时重，痛无定处，重者腰部运动受限，行走困难，咳嗽时疼痛加重，舌苔薄，脉弦数，多属于气滞腰痛范围。

（2）治疗方法

行气活血，通络止痛。

（3）张氏经络收放疗法

①处方

木穴（少商），木穴（隐白），木穴（涌泉），木穴（少冲），木穴（中冲），木穴（大敦），金穴（少泽），金穴（足窍阴），金穴（至阴），金穴（关冲），金穴（商阳），金穴（厉兑），水穴（箕门），土穴（足三里），土穴（阳陵泉），土穴（三阴交），土穴（委中），木穴（右环跳），金穴（左环跳），火穴（长强）。

②定位

少商属手太阴肺经，为井穴，位于拇指桡侧指甲角旁 0.1 寸处。

隐白属足太阴脾经，为井穴，位于足大趾内侧趾甲角旁 0.1 寸处。

涌泉属足少阴肾经，为井穴，当足趾跖屈时，位于足底（去趾）前 1/3 凹陷处。

少冲属手少阴心经，为井穴，位于小指桡侧指甲角旁 0.1 寸处。

中冲属手厥阴心包经，为井穴，位于中指尖端的中央。

委中为足太阳膀胱经合穴，在腘横纹中点，当股二头肌腱与半腱肌腱的中间。

大敦为足厥阴肝经井穴，在足大趾末节外侧，距指甲角 0.1 寸处。

少泽属手太阳小肠经井穴，位于小指尺侧指甲角旁 0.1 寸处。

足窍阴属足少阳胆经井穴，位于第 4 趾外侧趾甲根角旁 0.1 寸处。

至阴为足太阳膀胱经井穴，在足小趾末节外侧，距趾甲角 0.1 寸处。

关冲属手少阳三焦经井穴，位于无名指尺侧指甲根角旁 0.1 寸处。

商阳属手阳明大肠经井穴，位于食指桡侧指甲旁 0.1 寸处。

厉兑属足阳明胃经井穴，位于第 2 趾外侧趾甲角旁约 0.1 寸处。

箕门属足太阴脾经，在血海穴与冲门穴的连线上，血海穴直上 6 寸处。

足三里属足阳明胃经合穴，胃之下合穴，位于犊鼻穴下 3 寸，胫骨前嵴外一横指处。

阳陵泉属足少阳胆经合穴，八会穴之筋会，在小腿外侧，当腓骨头前下方凹陷处。

三阴交属足太阴脾经，位于内踝尖上 3 寸，胫骨内侧面后缘。

环跳位于股骨大转子高点与骶管裂孔连线的外 1/3 与内 2/3 交界处，属足少阳胆经。

长强在尾骨端下，当尾骨端与肛门连线的中点处，隶属督脉。

③方义

木穴少商，属手太阴肺经井穴，为手太阴经气所出之所，肺主一身之气。木穴隐白，属足太阴脾经井穴，为足太阴脾经气所出之地，脾主升清，为气血生化之源，是气机升降的枢纽。木穴涌泉，属足少阴肾经井穴，为足少阴经气所出之所，肾主纳气。木穴少冲，属手少阴心经井穴，为手少阴心经气所出之所。木穴中冲，属手厥阴心包经井穴，为手厥阴心包经气所出之所。木穴大敦，为足厥阴肝经井穴，为足厥阴肝经气所出之所，肝藏血主筋，本穴可激发足厥阴肝经之经气。

金穴少泽，属手太阳小肠经井穴，为手太阳小肠经气所出之所。金穴足窍阴，属足少阳胆经井穴，为足少阳胆经气所出之所，足少阳胆主枢机。金穴至阴，为足太阳膀胱经井穴，为足太阳膀胱经气所出之所。金穴关冲，属手少阳三焦经井穴，为手少阳三焦经气所出之所。金穴商阳，属手阳明大肠经井穴，为手阳明大肠经气所出之所。金穴厉兑，属足阳明胃经井穴，为足阳明胃经气所出之，以上诸穴均为五输穴之井穴，可激发各经经气而理气行滞。

水穴箕门，属足太阴脾经，可健脾益气。土穴委中，为足太阳膀胱经合穴膀胱的下合穴，主治腰背痛，足太阳膀胱经循行于腰背部，是治疗腰背部疾病的要穴，故有"腰背委中求"之称。土穴足三里，属足阳明胃经合穴，胃之下合穴，为强身之要穴，可补后天胃气。土穴阳陵泉，属足少阳胆经合穴，胆之下合穴，八会穴之筋会，主治全身筋之疾病。土穴三阴交，属足太阴脾经，与足三里相配，调理一身之气血。右木左金穴环跳，属足少阳胆经，主治腰胯疼痛。火穴长强，属督脉，督脉为阳脉之海，总督一身阳气，循行于腰背正中，主治腰痛。以上诸穴，金、木、水、火、土相配，调气机，补气血，壮腰强筋，理气通络，治气滞络瘀腰痛之要方。

④操作要点

木穴少商、木穴隐白、木穴涌泉、木穴少冲、木穴中冲、木穴大敦、木穴右环跳、水穴箕门，性质属木、属水，为放穴，施以泻法。金穴少泽、金穴足窍阴、金穴至阴、金穴关冲、金穴商阳、金穴厉兑、金穴左环跳、火穴长强，性质属金、属火，为收穴，施以补法。土穴足三里、土穴阳陵泉、土穴三阴交、土穴委中，性质属土，为生长之穴，施以平补平泻法。

⑤操作方法

对于土穴足三里、阳陵泉、三阴交、委中，以左转三周、右转三周为法，力度均匀，既不上顶，也不下压，即为平补平泻。对于金穴少泽、金穴足窍阴、金穴至阴、金穴关冲、金穴商阳、金穴厉兑、金穴左环跳、火穴长强，以顺时针方向上顶轻按为法，即为补。对于木穴少商、木穴隐白、木穴涌泉、木穴少冲、木穴中冲、木穴大敦、木穴右环跳、水穴箕门，以逆时针方向向下重按为法，即为泻。

2. 气阻血瘀型

（1）临床表现

有明显损伤史，患者常感到腰部有响声或有组织"撕裂"感；伤后即感腰部一侧或两侧疼痛，疼痛多位于腰骶部，可影响到一侧或两侧臀部及大腿后部。轻伤者，损伤当时尚能坚持继续劳动，数小时后或次日症状加重；重伤者，损伤当时即不能站立，腰部用力、咳嗽、打喷嚏时疼痛加剧。患者不能直腰、俯仰、转身，动则疼痛加剧。患者为减轻腰部疼痛，常用两手扶住并固定腰部。本型以血瘀为主，兼有气滞，患者腰痛，局部瘀肿，压痛明显，腰部活动受限，部分患者可伴有腹部胀满，大便秘结，舌质紫暗有瘀点，脉弦紧，多属于瘀血腰痛范围。

（2）治疗方法

活血祛瘀，行气止痛。

（3）张氏经络收放疗法

①处方

木穴（后溪），土穴（神门），水穴（尺泽），土穴（章门），土穴（神阙），土穴（太溪），金穴（至阴），木穴（隐白），木穴（大敦），土穴（梁丘），土穴（伏兔），金穴（左肾俞），木穴（右肾俞），木穴（右环跳），金穴（左环跳），水穴（命门）。

②定位

后溪为手太阳小肠经输穴，八脉交会穴，通于督脉，在手掌尺侧，微握拳第5指掌关节后尺侧的远侧掌横纹头，赤白肉际处。

神门属手少阴心经输穴和原穴，位于腕横纹尺侧端，尺侧腕屈肌腱的桡侧凹陷处。

尺泽属手太阴经合穴，位于肘横纹中肱二头肌腱的桡侧凹陷处。

章门属足厥阴肝经，为脾之募穴和八会穴之脏会，在侧腹部当第 11 肋游离端的下方。

神阙属任脉，位于脐窝中央。

太溪属足少阴肾经输穴和原穴，位于内踝高点与跟腱后缘连线的中点凹陷处。

至阴属足太阳膀胱经井穴，在足小趾末节外侧，距趾甲角 0.1 寸处。

隐白属足太阴脾经井穴，足大趾内侧趾甲角旁 0.1 寸处。

大敦为足厥阴肝经井穴，在足大趾末节外侧，距趾甲角 0.1 寸处。

梁丘为足阳明胃经郄穴，屈膝时，在髂前上棘与髌骨外上缘连线上，髌骨外上缘上 3 寸处。

伏兔属足阳明胃经，在髂前上棘与髌骨外上缘连线上，髌骨外上缘上 6 寸处。

肾俞属足太阳膀胱经，肾之背俞穴，位于第 2 腰椎棘突下，旁开 1.5 寸处。

环跳属足少阳胆经，在股外侧部，侧卧屈股，当股骨大转子最凸点与骶管裂孔连线的外 1/3 与中 1/3 交点处。

命门属督脉，在腰部后正中线上，第 2 腰椎棘突下凹陷中。

③方义

木穴后溪，为手太阳小肠经输穴，八脉交会穴，通于督脉，手太阳小肠经经气所注之处，可通手太阳小肠和督脉经气，主治腰背痛。土穴神门，属手少阴心经输穴和原穴，为手少阴心经气所注和元气经过和留止的部位，可通心之元气。水穴尺泽，属手太阴经合穴，为手太阴经气所盛之处，可宣开肺气。

土穴章门，属足厥阴肝经，为脾之募穴和八会穴之脏会，可调五脏气血。土穴神阙，属任脉，可扶阳气，通血脉。土穴太溪，属足少阴肾经输穴和原穴，为少阴肾经气所注和元气经过和留止的部位。金穴至阴，属足太阳膀胱经井穴，可激发足太阳膀胱经气，以通太阳膀胱之经。木穴隐白，属足太阴脾经井穴，可激发足太阴脾经气，以通太阴脾经。木穴大敦，为足厥阴肝经井穴，可调理肝之经气。

土穴梁丘，为足阳明胃经郄穴，是阳明胃经气深集的部位，主治急性疼痛性疾病。土穴伏兔，属足阳明胃经，足阳明胃为多气多血之经，通之以通阳明。左金右木穴肾俞，属足太阳膀胱经，肾之背俞穴，为肾之经气输注之处，主治腰痛。右木左金穴环跳，属足少阳胆经，主治腰胯疼痛。水穴命门，属督脉可通督脉经气，主治腰脊强痛。以上诸穴，金、木、水、土相配，活血理气，为治血瘀兼气滞之要方。

④操作要点

土穴神门、章门、神阙、太溪、梁丘、伏兔，性质属土，为生长之穴，施以平补平泻法。水穴尺泽、木穴后溪、木穴隐白、木穴大敦、水穴命门、木穴右环跳、木穴右肾俞，性质属木、属水，为放穴，施以泻法。金穴至阴、左环跳、左肾俞，性质属金，为收穴，施以补法。

⑤操作方法

对于土穴神门、章门、神阙、太溪、梁丘、伏兔，以左转三周、右转三周为法，力度均匀，既不上顶，也不下压，即为平补平泻。对于水穴尺泽、木穴后溪、木穴隐白、木穴大敦、水穴命门、木穴右环跳、木穴右肾俞，以逆时针方向向下重按为法，即为泻。对于金穴至阴、左环跳、左肾俞，以顺时针方向上顶轻按为法，即为补。

（二）急性腰部韧带损伤

腰部韧带主要包括前纵韧带、后纵韧带、黄韧带、棘间韧带、棘上韧带、横突间韧带及脊柱各关节囊韧带，这些韧带在一定程度上具有维持脊柱和腰部关节稳定性的作用，因为解剖位置的特殊性，容易发生组织变性，更易因突然受力过大而产生急性损伤，导致腰部疼痛及活动受限等临床表现，此即为腰部韧带损伤，属中医伤筋的范畴。在临床上，棘上韧带、棘间韧带和髂腰韧带急性损伤较为常见。

棘上韧带是架在各椎骨棘突上的索状纤维组织，自上而下纵行，韧性较强，但在腰骶部位比较薄弱，再加上此处恰为腰部活动范围较大的区域，因而易受损伤。棘间韧带处于相邻棘突之间，其纤维较短，较棘上韧带脆弱。腰部日常的屈伸动作，使其经常受到牵引和挤压，易引起其变性，且变性程度与年龄的增长成正相关，由于正常情况下腰部承受压力较大，所以腰4、腰5和腰5、骶1之间的棘间韧带损伤发病率较高。

骼腰韧带起于骼嵴后部的内侧面，终止于第5腰椎横突，呈向内向下的斜行位置，具有限制第5腰椎的前屈和保护椎间盘的作用，腰部完全屈曲时，骶棘肌完全放松。脊柱的稳定性主要依靠韧带来维持，此时易造成该韧带的损伤。急性腰部韧带损伤多见于青壮年体力劳动者，应积极救治，否则易转化成慢性劳损。本病急性期常表现为气滞血瘀证，而缓解期常表现为肝肾不足证。

1. 气滞血瘀

（1）临床表现

多有明显的外伤史，如弯腰负重，搬取重物，或从高处摔下，或肩负重物突然失力，多突然发病。发病时患者常自觉腰部突发脆响声或有撕裂样感觉，随即局部突发疼痛，常呈撕裂样或刀割样，当即坐卧困难，偶伴有下肢放射性疼痛，之后可出现局部瘀斑肿胀，此为发病急性期，以气滞血瘀为主要表现。

（2）治疗方法

活血化瘀，消肿止痛。

（3）张氏经络收放疗法

①处方

木穴（少商），木穴（隐白），木穴（涌泉），木穴（少冲），木穴（中冲），木穴（大敦），金穴（少泽），金穴（足窍阴），金穴（至阴），金穴（关冲），金穴（商阳），金穴（厉兑），水穴（箕门），土穴（足三里），土穴（阳陵泉），土穴（三阴交），土穴（委中），木穴（右环跳），金穴（左环跳），火穴（长强）。

②定位

少商属手太阴肺经，为井穴，位于拇指桡侧指甲角旁 0.1 寸处。

隐白属足太阴脾经，为井穴，位于足大趾内侧趾甲角旁 0.1 寸处。

涌泉属足少阴肾经，为井穴，当足趾跖屈时，位于足底（去趾）前 1/3 凹陷处。

少冲属手少阴心经，为井穴，位于小指桡侧指甲角旁 0.1 寸处。

中冲属手厥阴心包经，为井穴，位于中指尖端的中央。

委中为足太阳膀胱经合穴，在腘横纹中点，当股二头肌腱与半腱肌腱的中间。

大敦为足厥阴肝经井穴，在足大趾末节外侧，距趾甲角 0.1 寸。

少泽属手太阳小肠经井穴，位于小指尺侧指甲角旁 0.1 寸处。

足窍阴属足少阳胆经井穴，位于第四趾外侧趾甲根角旁 0.1 寸处。

至阴为足太阳膀胱经井穴，在足小趾末节外侧，距趾甲角 0.1 寸。

关冲属手少阳三焦经井穴，位于无名指尺侧指甲根角旁 0.1 寸处。

商阳属手阳明大肠经井穴，位于食指桡侧指甲角旁 0.1 寸处。

厉兑属足阳明胃经井穴，位于第 2 趾外侧趾甲角旁约 0.1 寸处。

箕门属足太阴脾经，在血海穴与冲门穴的连线上，血海穴直上 6 寸处。

足三里属足阳明胃经合穴，胃之下合穴，位于犊鼻穴下 3 寸，胫骨前嵴外一横指处。

阳陵泉属足少阳胆经合穴，八会穴之筋会，在小腿外侧，当腓骨头前下方凹陷处。

三阴交属足太阴脾经，位于内踝尖上 3 寸，胫骨内侧面后缘。

环跳位于股骨大转子高点与骶管裂孔连线的外 1/3 与内 2/3 交界处，属足少阳胆经。

长强在尾骨端下，当尾骨端与肛门连线的中点处，隶属督脉。

③方义

木穴少商，属手太阴肺经井穴，为手太阴经气所出之所，肺主一身之气。木穴隐白，属足太阴脾经井穴，为足太阴脾经气所出之地，脾主升清，为气血生化之源，是气机升降的枢纽。木穴涌泉，属足少阴肾经井穴，为足少阴经气所出之所，肾主纳气。木穴少冲，属手少阴心经井穴，为手少阴心经气所出之所。木穴中冲，属手厥阴心包经井穴，为手厥阴心包经气所出之所。木穴大敦，为足厥阴肝经井穴，为足厥阴肝经气所出之所，肝藏血主筋，本穴可激发足厥阴肝之经气。

金穴少泽，属手太阳小肠经井穴，为手太阳小肠经气所出之所。金穴足窍阴，属足少阳胆经井穴，为足少阳胆经气所出之所，足少阳胆主枢机。金穴至阴，为足太阳膀胱经井穴，为足太阳膀胱经气所出之所。金穴关冲，属手少阳三焦经井穴，为手少阳三焦经气所出之所。金穴商阳，属手阳明大肠经井穴，为手阳明大肠经气所出之所。金穴厉兑，属足阳明胃经井穴，为足阳明胃经气所出之所。以上诸穴，均为五输穴之井穴，可激发各经经气，理气行滞。

水穴箕门，属足太阴脾经，健脾益气。土穴委中，为足太阳膀胱经合穴膀胱的下合穴，主治腰背痛。土穴足三里，属足阳明胃经合穴，胃之下合穴，为强身之要穴，可补后天胃气。土穴阳陵泉，属足少阳胆经合穴，胆之下合穴，八会穴之筋会，主治全身筋之疾病。土穴三阴交，属足太阴脾经，与足三里相配，调理一身之气血。右木左金穴环跳，属足少阳胆经，主治腰胯疼痛。火穴长强，属督脉，督脉为阳脉之海，总督一身阳气，循行于腰背正中，主治腰痛。以上诸穴，金、木、水、火、土相配，调气机，补气血，壮腰强筋，理气通络，为治气滞络瘀腰痛之要方。

④操作要点

木穴少商、木穴隐白、木穴涌泉、木穴少冲、木穴中冲、木穴大敦、木穴右环跳、水穴箕门，性质属木、属水，为放穴，施以泻法。金穴少泽、金穴足窍阴、金穴至阴、金穴关冲、金穴商阳、金穴厉兑、金穴左环跳、火穴长强，性质属金、属火，为收穴，施以补法。土穴足三里、阳陵泉、三阴交、委中，性质属土，为生长之穴，施以平补平泻法。

⑤操作方法

对于土穴足三里、阳陵泉、三阴交、委中，以左转三周、右转三周为法，力度均匀，既不上顶，也不下压，即为平补平泻。对于金穴少泽、金穴足窍阴、金穴至阴、金穴关冲、金穴商阳、金穴厉兑、金穴左环跳、火穴长强，以顺时针方向上顶轻按为法，即为补。对于木穴少商、木穴隐白、木穴涌泉、木穴少冲、木穴中冲、木穴大敦、木穴右环跳、水穴箕门，以逆时针方向向下重按为法，即为泻。

2. 肝肾不足型

（1）临床表现

急性腰部韧带损伤进入缓解期，腰痛以酸软为主，喜按喜揉，腿膝无力，遇劳则甚，卧则减轻，常反复发作。偏阳虚者，则少腹拘急，面色㿠白，手足不温，少气乏力，舌淡，脉沉细；偏阴虚者，则心烦失眠，口燥咽干，面色潮红，手足心热，舌红少苔，脉弦细数。

（2）治疗方法

补益肝肾，强壮筋骨。

（3）张氏经络收放疗法

①处方

土穴（百会），金穴（膻中），木穴（气海），土穴（足三里），土穴（三阴交），木穴（血海），土穴（太白），木穴（右环跳），金穴（左环跳），金穴（左肾俞），木穴（右肾俞），水穴（命门）。

②定位

百会属督脉，位于后发际正中直上7寸，当头部正中线与两耳尖连线的交点处。

膻中隶属任脉，在胸部，当前正中线上，平第4肋间，两乳头连线的中点。

气海隶属任脉，在下腹部，前正中线上，当脐中下1.5寸。

足三里属足阳明胃经合穴，胃之下合穴，位于犊鼻穴下3寸，胫骨前嵴外一横指处。

三阴交属足太阴脾经，位于内踝尖上 3 寸，胫骨内侧面后缘。

血海属足太阴脾经，屈膝时，在髌骨内上缘上 2 寸当股四头肌内侧头的隆起处。

太白属足太阴脾经输穴和原穴，位于第 1 跖骨小头后缘，赤白肉际凹陷处。

环跳属足少阳胆经，在股外侧部，侧卧屈股，当股骨大转子最凸点与骶管裂孔连线的外 1/3 与中 1/3 交点处。

肾俞属足太阳膀胱经，肾之背俞穴，位于第 2 腰椎棘突下，旁开 1.5 寸处。

命门属督脉，在腰部后正中线上，第 2 腰椎棘突下凹陷中。

③方义

土穴百会，属督脉，升举阳气。金穴膻中，属任脉，为心包募穴和八会穴之气会，可补一身之元气。木穴气海，属任脉，为肓之原穴，可补肾气，固先天之本。土穴足三里，属足阳明胃经合穴，胃之下合穴，可补益后天脾胃之气血。土穴三阴交，属足太阴脾经，与足三里相配，为补中焦脾胃之要穴，以后天资先天。

木穴血海，属足太阴脾经，精血同源，使血旺则精足。土穴太白，属足太阴脾经输穴和原穴，为太阴脾之经气和元气所注之所。右木左金穴环跳，属足少阳胆经，主治腰胯疼痛。左金右木穴肾俞，属足太阳膀胱经，肾之背俞穴，为肾之经气输注之处，主治腰痛。水穴命门，属督脉，可通督脉经气，主治腰脊强痛。以上诸穴，金、木、水、土相配，以后天养先天，以先天助后天，为治肝肾不足腰痛之方。

④操作要点

木穴气海、木穴血海、木穴右环跳、木穴右肾俞、水穴命门，性质属木、属水，为放穴，施以泻法。金穴膻中、左环跳、左肾俞，性质属金，为收穴，施以补法。土穴百会、足三里、三阴交、太白，性质属土，为生长之穴，施以平补平泻法。

⑤操作方法

对于土穴百会、足三里、三阴交、太白，以左转三周、右转三周为法，力度均匀，既不上顶，也不下压，即为平补平泻。对于金穴膻中、左环跳、左肾俞，以顺时针方向上顶轻按为法，即为补。对木穴气海、木穴血海、木穴右环跳、木穴右肾俞、水穴命门，以逆时针方向向下重按为法，即为泻。

（三）急性腰椎后关节滑膜嵌顿

急性腰椎后关节滑膜嵌顿又称腰椎后关节紊乱症或小关节综合征，俗称"闪腰"，多由扭腰不慎或弯腰猛然站立所致，此时易使小关节滑膜嵌入关节之间，造成小关节交锁或脱位，可产生剧烈腰痛。青壮年多发，且男性多于女性。本病急性期多表现为气滞血瘀证，缓解期表现为肝肾不足证。

1. 气滞血瘀型

（1）临床表现

急性期患者多有骤然扭腰、弯腰或弯腰后突然直腰的经历。本病发生后立即出现难以忍受的剧痛，不敢活动，腰部后突不敢直立，全身肌肉陷入紧张状态，其中骶棘肌较为明显，多在棘突和棘突旁有压痛。站立时髋关节半屈位，需两手扶持以支撑，任何挤压已嵌顿滑膜的动作都会引起剧烈疼痛，腰后伸实验阳性，有时疼痛还可向臀部和大腿后部放射。

（2）治疗方法

理气通络，壮腰强筋。

（3）张氏经络收放疗法

①处方

木穴（少商），木穴（隐白），木穴（涌泉），木穴（少冲），木穴（中冲），木穴（大敦），金穴（少泽），金穴（足窍阴），金穴（至阴），金穴（关冲），金穴（商阳），金穴（厉兑），水穴（箕门），土穴（足三里），土穴（阳陵泉），土穴（三阴交），土穴（委中），木穴（右环跳），金穴（左环跳），火穴（长强）。

②定位

少商属手太阴肺经，为井穴，位于拇指桡侧指甲角旁 0.1 寸处。

隐白属足太阴脾经，为井穴，位于足大趾内侧趾甲角旁 0.1 寸处。

涌泉属足少阴肾经，为井穴，当足趾跖屈时，位于足底（去趾）前 1/3 凹陷处。

少冲属手少阴心经，为井穴，位于小指桡侧指甲角旁 0.1 寸处。

中冲属手厥阴心包经，为井穴，位于中指尖端的中央。

委中为足太阳膀胱经合穴，在腘横纹中点，当股二头肌腱与半腱肌腱的中间。

大敦为足厥阴肝经井穴，在足大趾末节外侧，距趾甲角 0.1 寸。

少泽属手太阳小肠经井穴，位于小指尺侧指甲角旁 0.1 寸处。

足窍阴属足少阳胆经井穴，位于第四趾外侧趾甲根角旁 0.1 寸处。

至阴为足太阳膀胱经井穴，在足小趾末节外侧，距趾甲角 0.1 寸。

关冲属手少阳三焦经井穴，位于无名指尺侧指甲根角旁 0.1 寸处。

商阳属手阳明大肠经井穴，位于食指桡侧指甲角旁 0.1 寸处。

厉兑属足阳明胃经井穴，位于第 2 趾外侧趾甲角旁约 0.1 寸处。

箕门属足太阴脾经，在血海穴与冲门穴的连线上，血海穴直上 6 寸处。

足三里属足阳明胃经合穴，胃之下合穴，位于犊鼻穴下 3 寸，胫骨前嵴外一横指处。

阳陵泉属足少阳胆经合穴，八会穴之筋会，在小腿外侧，当腓骨头前下方凹陷处。

三阴交属足太阴脾经，位于内踝尖上 3 寸，胫骨内侧面后缘。

环跳位于股骨大转子高点与骶管裂孔连线的外 1/3 与内 2/3 交界处，属足少阳胆经。

长强在尾骨端下，当尾骨端与肛门连线的中点处，隶属督脉。

③方义

木穴少商，属手太阴肺经井穴，为手太阴经气所出之所，肺主一身之气。木穴隐白，属足太阴脾经井穴，为足太阴脾经气所出之地，脾主升清，为气血生化之源，是气机升降的枢纽。木穴涌泉，属足少阴肾经井穴，为足少阴经气所出之所，肾主纳气。木穴少冲，属手少阴心经井穴，为手少阴心经气所出之所。木穴中冲，属手厥阴心包经井穴，为手厥阴心包经气所出之所。木穴大敦，为足厥阴肝经井穴，为足厥阴肝经气所出之所，肝藏血主筋，本穴可激发足厥阴肝之经气。

金穴少泽，属手太阳小肠经井穴，为手太阳小肠经气所出之所。金穴足窍阴，属足少阳胆经井穴，为足少阳胆经气所出之所，足少阳胆主枢机。金穴至阴，为足太阳膀胱经井穴，为足太阳膀胱经气所出之所。金穴关冲，属手少阳三焦经井穴，为手少阳三焦经气所出之所。金穴商阳，属手阳明大肠经井穴，为手阳明大肠经气所出之所。金穴厉兑，属足阳明胃经井穴，为足阳明胃经气所出之所。以上诸穴，均为五输穴之井穴，可激发各经经气，理气行滞。

水穴箕门，属足太阴脾经，益气健脾。土穴委中，为足太阳膀胱经合穴膀胱的下合穴，主治腰背痛。土穴足三里，属足阳明胃经合穴，胃之下合穴，为强身之要穴，可补后天胃气。土穴阳陵泉，属足少阳胆经合穴，胆之下合穴，八会穴之筋会，主治全身筋之疾病。土穴三阴交，属足太阴脾经，与足三里相配，调理一身之气血。右木左金穴环跳，属足少阳胆经，主治腰胯疼痛。火穴长强，属督脉，督脉为阳脉之海，总督一身阳气，循行于腰背正中，主治腰痛。以上诸穴，金、木、水、火、土相配，调气机，补气血，壮腰强筋，理气通络，为治气滞络瘀腰痛之要方。

④操作要点

木穴少商、木穴隐白、木穴涌泉、木穴少冲、木穴中冲、木穴大敦、木穴右环跳、水穴箕门，性质属木、属水，为放穴，施以泻法。金穴少泽、金穴足窍阴、金穴至阴、金穴关冲、金穴商阳、金穴厉兑、金穴左环跳、火穴长强，性质属金、属火，为收穴，施以补法。土穴足三里、阳陵泉、三阴交、委中，性质属土，为生长之穴，施以平补平泻法。

⑤操作方法

对于土穴足三里、阳陵泉、三阴交、委中,以左转三周、右转三周为法,力度均匀,既不上顶,也不下压,即为平补平泻。对于金穴少泽、金穴足窍阴、金穴至阴、金穴关冲、金穴商阳、金穴厉兑、金穴左环跳、火穴长强,以顺时针方向上顶轻按为法,即为补。对于木穴少商、木穴隐白、木穴涌泉、木穴少冲、木穴中冲、木穴大敦、木穴右环跳、水穴箕门,以逆时针方向向下重按为法,即为泻。

2. 肝肾不足型

(1)临床表现

腰痛以酸软为主,喜按喜揉,腿膝无力,遇劳则甚,卧则减轻,常反复发作。偏阳虚者,则少腹拘急,面色㿠白,手足不温,少气乏力,舌淡脉沉细;偏阴虚者,则心烦失眠,口燥咽干,面色潮红,手足心热,舌红少苔,脉弦细数,多属于肾虚腰痛的范围。

(2)治疗方法

补益肝肾,通脉止痛。

(3)张氏经络收放疗法

①处方

土穴(百会),金穴(膻中),木穴(气海),土穴(足三里),土穴(三阴交),木穴(血海),土穴(太白),木穴(右环跳),金穴(左环跳),金穴(左肾俞),木穴(右肾俞),水穴(命门)。

②定位

百会属督脉,位于后发际正中直上7寸,当头部正中线与两耳尖连线的交点处。

膻中隶属任脉,在胸部,当前正中线上,平第4肋间,两乳头连线的中点。

气海隶属任脉,在下腹部,前正中线上,当脐中下1.5寸。

足三里属足阳明胃经合穴,胃之下合穴,位于犊鼻穴下3寸,胫骨前嵴外一横指处。

三阴交属足太阴脾经，位于内踝尖上 3 寸，胫骨内侧面后缘。

血海属足太阴脾经，屈膝时，在髌骨内上缘上 2 寸当股四头肌内侧头的隆起处。

太白属足太阴脾经输穴和原穴，位于第 1 跖骨小头后缘，赤白肉际凹陷处。

环跳属足少阳胆经，在股外侧部，侧卧屈股，当股骨大转子最凸点与骶管裂孔连线的外 1/3 与中 1/3 交点处。

肾俞属足太阳膀胱经，肾之背俞穴，位于第 2 腰椎棘突下，旁开 1.5 寸处。

命门属督脉，在腰部后正中线上，第 2 腰椎棘突下凹陷中。

③方义

土穴百会，属督脉，升举阳气。金穴膻中，属任脉，为心包募穴和八会穴之气会，可补一身之元气。木穴气海，属任脉，为肓之原穴，可补肾气，固先天之本。土穴足三里，属足阳明胃经合穴，胃之下合穴，可补益后天脾胃之气血。土穴三阴交，属足太阴脾经，与足三里相配，为补中焦脾胃之要穴，以后天资先天。

木穴血海，属足太阴脾经，精血同源，使血旺则精足。土穴太白，属足太阴脾经输穴和原穴，为太阴脾之经气和元气所注之所。右木左金穴环跳，属足少阳胆经，主治腰胯疼痛。左金右木穴肾俞，属足太阳膀胱经，肾之背俞穴，为肾之经气输注之处，主治腰痛。水穴命门，属督脉，可通督脉经气，主治腰脊强痛。以上诸穴，金、木、水、土相配，以后天养先天，以先天助后天，为治肝肾不足腰痛之方。

④操作要点

木穴气海、木穴血海、木穴右环跳、木穴右肾俞、水穴命门，性质属木、属水，为放穴，施以泻法。金穴膻中、左环跳、左肾俞，性质属金，为收穴，施以补法。土穴百会、足三里、三阴交、太白，性质属土，为生长之穴，施以平补平泻法。

⑤操作方法

对于土穴百会、足三里、三阴交、太白，以左转三周、右转三周为法，力度均匀，既不上顶，也不下压，即为平补平泻。对于金穴膻中、左环跳、左肾俞，以顺时针方向上顶轻按为法，即为补。对木穴气海、木穴血海、木穴右环跳、木穴右肾俞、水穴命门，以逆时针方向向下重按为法，即为泻。

（四）腰椎间盘突出症

腰椎间盘发生退行性变化以后，由于损伤、过劳等因素导致纤维环部分或全部破裂，进而连同髓核一并向外膨出，压迫神经根或脊髓引起腰痛和一系列神经相关症状，称为腰椎间盘突出症，亦称为腰椎间盘纤维环破裂症。本病为腰腿痛常见原因之一，其主要症状为腰痛及下肢痛。

中医古代文献中对本病亦有相关论述，如《素问·刺腰痛论》云："衡络之脉，令人腰痛。不可以俯仰，仰则恐仆，得之举重伤腰。"又云："肉里之脉令人腰痛，不可以咳，咳则筋缩急。"程仲龄《医学心悟》云："腰痛拘急，牵引腿足。"上述文献均说明本病可由外伤引起，症状为腰痛合并下肢痛，咳嗽可加重。本病多见于青壮年男性体力劳动者，近几年脑力劳动者的发病率亦呈攀升趋势，发病部位以腰4、腰5之间为最多，腰5、骶1次之，腰3、腰4少见。

1. 气滞血瘀型

（1）临床表现

患者有明显外伤史，伤后即感腰部不能活动，疼痛难忍，脊柱侧弯。腰4、腰5或腰5、骶1一侧有明显压痛点，并向下肢放射，咳嗽时疼痛加重，后期可见下肢疼痛麻木，甚至肌肉萎缩，直腿抬高试验阳性，舌质紫暗，脉涩或弦数。

（2）治疗方法

活血化瘀，行气止痛。

（3）张氏经络收放疗法

①处方

木穴（少商），木穴（隐白），木穴（涌泉），木穴（少冲），木穴（中冲），木穴（大敦），金穴（少泽），金穴（足窍阴），金穴（至阴），金穴（关冲），金穴（商阳），金穴（厉兑），水穴（箕门），土穴（足三里），土穴（阳陵泉），土穴（三阴交），土穴（委中），木穴（右环跳），金穴（左环跳），火穴（长强）。

②定位

少商属手太阴肺经，为井穴，位于拇指桡侧指甲角旁 0.1 寸处。

隐白属足太阴脾经，为井穴，位于足大趾内侧趾甲角旁 0.1 寸处。

涌泉属足少阴肾经，为井穴，当足趾跖屈时，位于足底（去趾）前 1/3 凹陷处。

少冲属手少阴心经，为井穴，位于小指桡侧指甲角旁 0.1 寸处。

中冲属手厥阴心包经，为井穴，位于中指尖端的中央。

委中为足太阳膀胱经合穴，在腘横纹中点，当股二头肌腱与半腱肌腱的中间。

大敦为足厥阴肝经井穴，在足大趾末节外侧，距趾甲角 0.1 寸。

少泽属手太阳小肠经井穴，位于小指尺侧指甲角旁 0.1 寸处。

足窍阴属足少阳胆经井穴，位于第四趾外侧趾甲根角旁 0.1 寸处。

至阴为足太阳膀胱经井穴，在足小趾末节外侧，距趾甲角 0.1 寸处。

关冲属手少阳三焦经井穴，位于无名指尺侧指甲根角旁 0.1 寸处。

商阳属手阳明大肠经井穴，位于食指桡侧指甲角旁 0.1 寸处。

厉兑属足阳明胃经井穴，位于第 2 趾外侧趾甲角旁约 0.1 寸处。

箕门属足太阴脾经，在血海穴与冲门穴的连线上，血海穴直上 6 寸处。

足三里属足阳明胃经合穴，胃之下合穴，位于犊鼻穴下 3 寸，胫骨前嵴外一横指处。

阳陵泉属足少阳胆经合穴，八会穴之筋会，在小腿外侧，当腓骨头前下方凹陷处。

三阴交属足太阴脾经，位于内踝尖上 3 寸，胫骨内侧面后缘。

环跳位于股骨大转子高点与骶管裂孔连线的外 1/3 与内 2/3 交界处，属足少阳胆经。

长强在尾骨端下，当尾骨端与肛门连线的中点处，隶属督脉。

③方义

木穴少商，属手太阴肺经井穴，为手太阴经气所出之所，肺主一身之气。木穴隐白，属足太阴脾经井穴，为足太阴脾经气所出之地，脾主升清，为气血生化之源，是气机升降的枢纽。木穴涌泉，属足少阴肾经井穴，为足少阴经气所出之所，肾主纳气。木穴少冲，属手少阴心经井穴，为手少阴心经气所出之所。木穴中冲，属手厥阴心包经井穴，为手厥阴心包经气所出之所。木穴大敦，为足厥阴肝经井穴，为足厥阴肝经气所出之所，肝藏血主筋，本穴可激发足厥阴肝之经气。

金穴少泽，属手太阳小肠经井穴，为手太阳小肠经气所出之所。金穴足窍阴，属足少阳胆经井穴，为足少阳胆经气所出之所，足少阳胆主枢机。金穴至阴，为足太阳膀胱经井穴，为足太阳膀胱经气所出之所。金穴关冲，属手少阳三焦经井穴，为手少阳三焦经气所出之所。金穴商阳，属手阳明大肠经井穴，为手阳明大肠经气所出之所。金穴厉兑，属足阳明胃经井穴，为足阳明胃经气所出之所。以上诸穴，均为五输穴之井穴，可激发各经经气，理气行滞。

水穴箕门，属足太阴脾经，益气健脾。土穴委中，为足太阳膀胱经合穴膀胱的下合穴，主治腰背痛。土穴足三里，属足阳明胃经合穴，胃之下合穴，为强身之要穴，可补后天胃气。土穴阳陵泉，属足少阳胆经合穴，胆之下合穴，八会穴之筋会，主治全身筋之疾病。土穴三阴交，属足太阴脾经，与足三里相配，调理一身之气血。右木左金穴环跳，属足少阳胆经，主治腰胯疼痛。火穴长强，属督脉，督脉为阳脉之海，总督一身阳气，循行于腰背正中，主治腰痛。以上诸穴，金、木、水、火、土相配，调气机，补气血，壮腰强筋，理气通络，为治气滞络瘀腰痛之要方。

④操作要点

木穴少商、木穴隐白、木穴涌泉、木穴少冲、木穴中冲、木穴大敦、木穴右环跳、水穴箕门，性质属木、属水，为放穴，施以泻法。金穴少泽、金穴足窍阴、金穴至阴、金穴关冲、金穴商阳、金穴厉兑、金穴左环跳、火穴长强，性质属金、属火，为收穴，施以补法。土穴足三里、阳陵泉、三阴交、委中，性质属土，为生长之穴，施以平补平泻法。

⑤操作方法

对于土穴足三里、阳陵泉、三阴交、委中，以左转三周、右转三周为法，力度均匀，既不上顶，也不下压，即为平补平泻。对于金穴少泽、金穴足窍阴、金穴至阴、金穴关冲、金穴商阳、金穴厉兑、金穴左环跳、火穴长强，以顺时针方向上顶轻按为法，即为补。对于木穴少商、木穴隐白、木穴涌泉、木穴少冲、木穴中冲、木穴大敦、木穴右环跳、水穴箕门，以逆时针方向向下重按为法，即为泻。

2. 寒湿阻络型

（1）临床表现

无外伤史，而患者逐渐感到腰部重着疼痛，转侧不利，逐渐加重脊柱侧弯，生理前凸消失，亦有椎旁压痛或放射痛，天气变化则加重，舌苔白腻，脉沉缓。

（2）治疗方法

祛风散寒，除湿止痛。

（3）张氏经络收放疗法

①处方

木穴（气海），火穴（关元），土穴（太溪），土穴（委中），木穴（右环跳），金穴（左环跳），水穴（命门），金穴（左肾俞），木穴（右肾俞）。

②定位

气海隶属任脉，在下腹部，前正中线上，当脐中下 1.5 寸。

关元属任脉，在下腹部前正中线上，当脐中下 3 寸。

太溪为足少阴肾经输穴，在足内侧内踝后方，当内踝尖与跟腱之间的凹陷处。

委中为足太阳膀胱经合穴，在腘横纹中点，当股二头肌腱与半腱肌腱的中间。

环跳属足少阳胆经，在股外侧部，侧卧屈股，当股骨大转子最凸点与骶管裂孔连线的外 1/3 与中 1/3 交点处。

命门属督脉，在腰部后正中线上，第 2 腰椎棘突下凹陷中。

肾俞属足太阳膀胱经，肾之背俞穴，位于第 2 腰椎棘突下旁开 1.5 寸处。

③方义

木穴气海，隶属任脉，为肓之原穴，有温阳益肾之功。火穴关元，隶属任脉，为小肠募穴，有温阳益肾之功。土穴太溪，为足少阴肾经输穴和原穴，是足少阴肾经气所注和元气经过以及留止的部位，有温肾养气之功。土穴委中，为足太阳膀胱经合穴，膀胱的下合穴，主治腰背痛。

右木左金穴环跳，属足少阳胆经，主治腰胯疼痛。左金右木穴肾俞，属足太阳膀胱经，肾之背俞穴，为肾之经气输注之处，主治腰痛。水穴命门，属督脉，可通督脉经气，主治腰脊强痛。以上诸穴，金、木、水、火、土相配，可温补肾阳，散寒除湿，有壮腰强筋之功，为治寒湿腰痛之要方。

④操作要点

木穴气海、木穴右环跳、木穴右肾俞、水穴命门，性质属木、属水，为放穴，施以泻法。金穴左环跳、金穴左肾俞、火穴关元，性质属金、属火，为收穴，施以补法。土穴太溪、委中，性质属土，为生长之穴，施以平补平泻法。

⑤操作方法

对于土穴太溪、委中，以左转三周、右转三周为法，力度均匀，既不上顶，也不下压，即为平补平泻。对于金穴左环跳、金穴左肾俞、火穴关元，以顺时针方向上顶轻按为法，即为补。对木穴气海、木穴右环跳、木穴右肾俞、水穴命门，以逆时针方向向下重按为法，即为泻。

3.肝肾不足型

（1）临床表现

此类患者素体禀赋不足，或长期患有慢性病，以致肝肾精血亏虚经脉失养而致腰腿疼痛，酸重无力，缠绵数年，时轻时重。属肾阳虚者常伴有畏寒肢冷，面色㿠白，尿后余沥，甚则不禁，喘息；肝肾阴虚者，多伴有头晕目眩，耳鸣耳聋，面色潮红，口燥咽干，五心烦热等。

（2）治疗方法

填精补髓，强筋壮骨。

（3）张氏经络收放疗法

①处方

土穴（百会），金穴（膻中），木穴（气海），土穴（足三里），土穴（三阴交），木穴（血海），土穴（太白），木穴（右环跳），金穴（左环跳），金穴（左肾俞），木穴（右肾俞），水穴（命门）。

②定位

百会属督脉，位于后发际正中直上7寸，当头部正中线与两耳尖连线的交点处。

膻中隶属任脉，在胸部，当前正中线上，平第4肋间，两乳头连线的中点。

气海隶属任脉，在下腹部，前正中线上，当脐中下1.5寸。

足三里属足阳明胃经合穴，胃之下合穴，位于犊鼻穴下3寸，胫骨前嵴外一横指处。

三阴交属足太阴脾经，位于内踝尖上3寸，胫骨内侧面后缘。

血海属足太阴脾经，屈膝时，在髌骨内上缘上2寸当股四头肌内侧头的隆起处。

太白属足太阴脾经输穴和原穴，位于第1跖骨小头后缘，赤白肉际凹陷处。

环跳属足少阳胆经，在股外侧部，侧卧屈股，当股骨大转子最凸点与骶管裂孔连线的外 1/3 与中 1/3 交点处。

肾俞属足太阳膀胱经，肾之背俞穴，位于第 2 腰椎棘突下，旁开 1.5 寸处。

命门属督脉，在腰部后正中线上，第 2 腰椎棘突下凹陷中。

③方义

土穴百会，属督脉，升举阳气。金穴膻中，属任脉，为心包募穴和八会穴之气会，可补一身之元气。木穴气海，属任脉，为肓之原穴，可补肾气，固先天之本。土穴足三里，属足阳明胃经合穴，胃之下合穴，可补益后天脾胃之气血。土穴三阴交，属足太阴脾经，与足三里相配，为补中焦脾胃之要穴，以后天资先天。

木穴血海，属足太阴脾经，精血同源，使血旺则精足。土穴太白，属足太阴脾经输穴和原穴，为太阴脾之经气和元气所注之所。右木左金穴环跳，属足少阳胆经，主治腰胯疼痛。左金右木穴肾俞，属足太阳膀胱经，肾之背俞穴，为肾之经气输注之处，主治腰痛。水穴命门，属督脉，可通督脉经气，主治腰脊强痛。以上诸穴，金、木、水、土相配，以后天养先天，以先天助后天，为治肝肾不足腰痛之方。

④操作要点

木穴气海、木穴血海、木穴右环跳、木穴右肾俞、水穴命门，性质属木、属水，为放穴，施以泻法。金穴膻中、左环跳、左肾俞，性质属金，为收穴，施以补法。土穴百会、足三里、三阴交、太白，性质属土，为生长之穴，施以平补平泻法。

⑤操作方法

对于土穴百会、足三里、三阴交、太白，以左转三周、右转三周为法，力度均匀，既不上顶，也不下压，即为平补平泻。对于金穴膻中、左环跳、左肾俞，以顺时针方向上顶轻按为法，即为补。对木穴气海、木穴血海、木穴右环跳、木穴右肾俞、水穴命门，以逆时针方向向下重按为法，即为泻。

4. 湿热阻滞型

（1）临床表现

湿热腰痛之证，临床见烦热，自汗口渴，小便赤涩，腰部酸痛沉重觉热，甚则肢节红肿，脉数，苔黄腻。

（2）治疗方法

清利热湿，活络止痛。

（3）张氏经络收放疗法

①处方

水穴（中府），土穴（曲池），火穴（劳宫），火穴（鱼际），火穴（列缺），土穴（太冲），土穴（气冲），土穴（委中），木穴（右环跳），金穴（左环跳），土穴（合谷）。

②定位

中府属手太阴肺经，肺之募穴，在胸外上方，前正中线旁开6寸，平第1肋间隙处。

曲池属手阳明大肠经合穴，屈肘呈直角时，在肘横纹外侧端与肱骨外上髁连线中点。

劳宫属手厥阴心包经荥穴，位于掌心横纹中，第2、第3掌骨中间，或握拳，中指尖下是穴。

鱼际属手太阴肺经荥穴，位于第1掌骨中点，赤白肉际处。

列缺属手太阴肺经络穴，八脉交会穴，通于任脉，位于桡骨茎突上方，腕横纹上1.5寸，当肱桡肌与拇长展肌腱之间。

太冲属足厥阴肝经输穴和原穴，位于足背，第1、第2跖骨结合部之前凹陷中。

气冲属足阳明胃经，在腹股沟稍上方，脐中下5寸，前正中线旁开2寸处。

委中为足太阳膀胱经合穴，在腘横纹中点，当股二头肌腱与半腱肌腱的中间。

环跳属足少阳胆经，在股外侧部，侧卧屈股，当股骨大转子最凸点与骶管裂孔连线的外 1/3 与中 1/3 交点处。

合谷属手阳明大肠经原穴，又名虎口，在手背第 1、第 2 掌骨间，当第 2 掌骨桡侧的中点处。

③方义

水穴中府，属手太阴肺经，肺之募穴，可宣开肺气，使气化则湿邪亦化。土穴曲池，属手阳明大肠经合穴，可通大肠之腑，具有良好的泄热作用。火穴劳宫，属手厥阴心包经荥穴，为手厥阴心包经气所溜之处，可泻心包之火。火穴鱼际，属手太阴肺经荥穴，为手太阴肺经气所溜之处，可开肺气以化湿。火穴列缺，属手太阴肺经络穴，八脉交会穴，通于任脉，可调理肺与大肠之气机，并可通利任脉经气。

土穴太冲，属足厥阴肝经输穴和原穴，为足厥阴肝经气所注之处，又是肝之元气经过和留止的部位，可疏理气机。土穴气冲，属足阳明胃经，可清泻胃热。土穴委中，为足太阳膀胱经合穴，膀胱的下合穴，主治腰背痛。右木左金穴环跳，属足少阳胆经，主治腰胯疼痛。土穴合谷，属手阳明大肠经原穴，为大肠元气经过和留止的部位，可通大肠之腑，具有良好的泄热作用。以上诸穴，金、木、水、火、土五行相配，生克制化，共同起清利湿热，通络止痛之功。

④操作要点

水穴中府、木穴右环跳，性质属木、属水，为放穴，施以泻法。火穴劳宫、火穴鱼际、火穴列缺、金穴左环跳，性质属金、属火，为收穴，施以补法。土穴曲池、太冲、气冲、委中、合谷，性质属土，为生长之穴，施以平补平泻法。

⑤操作方法

对于土穴曲池、太冲、气冲、委中、合谷，以左转三周、右转三周为法，力度均匀，既不上顶，也不下压，即为平补平泻。对于火穴劳宫、火穴鱼际、火穴列缺、金穴左环跳，以顺时针方向上顶轻按为法，即为补。对于水穴中府、木穴右环跳，以逆时针方向向下重按为法，即为泻。

5.伴下肢麻木

腰椎间盘突出症由于压迫神经根，多伴有下肢麻木的症状，在上述分型证治的基础上，可加足太阳膀胱经穴位治疗。手法根据穴位五行属性分别施以补泻之法，以通太阳膀胱经脉。可增加木穴右承扶、金穴左承扶、金穴左殷门、木穴右殷门、金穴左承山、木穴右承山、金穴左合阳。

木穴右合阳、承扶属足太阳膀胱经，位于臀横纹的中点，主治腰骶臀股部疼痛。殷门属足太阳膀胱经，在承扶穴与委中穴的连线上，承扶穴下6寸处，主治腰痛及下肢痿痹。承山属足太阳膀胱经，位于腓肠肌两肌腹之间凹陷的顶端处，约在委中穴与昆仑穴之间中点，主治腰腿拘急疼痛。合阳属足太阳膀胱经，在委中穴直下2寸处，主治腰脊强痛、下肢痿痹。

（五）腰椎椎管狭窄症

腰椎椎管狭窄症是指腰椎椎管、神经根管或椎间孔的骨性或纤维性结构狭窄，引起马尾或神经根受压，从而造成以持续性腰腿痛和间歇性跛行为主要临床表现的疾病。本病属中医学"腰腿痛"范畴，其发病除与先天肾精不足、肾气自然衰退及劳役伤肾等内因有关之外，还与反复的外伤、慢性劳损和感受风寒湿邪等外因有一定关系。腰椎椎管狭窄症根据发病部位可分为中央型、根管型和混合型三类；根据发病原因可分为先天性椎管狭窄症和获得性椎管狭窄症两类，本病好发于老年男性，且体力劳动者多发。本病急性期常表现为风寒湿邪侵袭和气滞血瘀，而缓解期常表现为肝肾不足，筋脉失养。

1.风寒湿邪侵袭（急性期）

（1）临床表现

本型素有腰椎椎管狭窄症的临床表现，如慢性腰腿痛及间歇跛行等。如突遭风寒湿邪侵袭，则症状突然加重，症见腰部冷痛，转侧不利，虽卧床亦不能减轻，酸胀重者，拘急不舒，阴雨天气则症状加重，得温痛减，舌苔薄白，脉沉细。

（2）治疗方法

散寒除湿，温通经脉。

（3）张氏经络收放疗法

①处方

木穴（气海），火穴（关元），土穴（太溪），土穴（委中），木穴（右环跳），金穴（左环跳），水穴（命门），金穴（左肾俞），木穴（右肾俞）。

②定位

气海隶属任脉，在下腹部前正中线上，当脐中下 1.5 寸。

关元隶属任脉，在下腹部前正中线上，当脐中下 3 寸。

太溪为足少阴肾经输穴，在足内侧内踝后方，当内踝尖与跟腱之间的凹陷处。

委中为足太阳膀胱经合穴，在腘横纹中点，当股二头肌腱与半腱肌腱的中间。

环跳属足少阳胆经，在股外侧部，侧卧屈股，当股骨大转子最凸点与骶管裂孔连线的外 1/3 与中 1/3 交点处。

命门属督脉，在腰部后正中线上，第 2 腰椎棘突下凹陷中。

肾俞属足太阳膀胱经，肾之背俞穴，位于第 2 腰椎棘突下，旁开 1.5 寸处。

③方义

木穴气海，隶属任脉，为肓之原穴，有温阳益肾之功。火穴关元，属任脉，为小肠募穴，有温阳益肾之功。土穴太溪，为足少阴肾经输穴和原穴，有温肾养气之功。土穴委中，为足太阳膀胱经合穴，膀胱的下合穴，主治腰背痛。右木左金穴环跳，属足少阳胆经，主治腰胯疼痛。左金右木穴肾俞，属足太阳膀胱经，肾之背俞穴，为肾之经气输注之处，主治腰痛。水穴命门，属督脉，可通督脉经气，主治腰脊强痛。以上诸穴，金、木、水、火、土相配，可温补肾阳，散寒除湿，壮腰强筋，为治寒湿腰痛之要方。

④操作要点

木穴气海、木穴右环跳、木穴右肾俞、水穴命门，性质属木、属水，为放穴，施以泻法。金穴左环跳、金穴左肾俞、火穴关元，性质属金、属火，为收穴，施以补法。土穴太溪、土穴委中，性质属土，为生长之穴，施以平补平泻法。

⑤操作方法

对于土穴太溪、委中，以左转三周、右转三周为法，力度均匀，既不上顶，也不下压，即为平补平泻。对于金穴左环跳、金穴左肾俞、火穴关元，以顺时针方向上顶轻按为法，即为补。对于木穴气海、木穴右环跳、木穴右肾俞、水穴命门，以逆时针方向向下重按为法，即为泻。

2.气滞血瘀型（急性期）

（1）临床表现

此型素有原发或继发性椎管狭窄，多因运动不慎或扭挫伤而诱发，此型除有椎管狭窄表现外，又有新伤之气滞血瘀表现，如腰痛剧烈，疼痛拒按，不能转侧，腰部活动明显受限，立行困难，舌质紫暗，脉弦而涩。

（2）治疗方法

行气活血，化瘀止痛。

（3）张氏经络收放疗法

①处方

木穴（后溪），土穴（神门），水穴（尺泽），土穴（章门），土穴（神阙），土穴（太溪），金穴（至阴），木穴（隐白），木穴（大敦），土穴（梁丘），土穴（伏兔），金穴（左肾俞），木穴（右肾俞），木穴（右环跳），金穴（左环跳），水穴（命门）。

②定位

后溪为手太阳小肠经输穴，八脉交会穴，通于督脉，在手掌尺侧，微握拳第5指掌关节后尺侧的远侧掌横纹头、赤白肉际处。

神门属手少阴心经输穴和原穴，位于腕横纹尺侧端，尺侧腕屈肌腱的桡侧凹陷处。

尺泽属手太阴经合穴，位于肘横纹中肱二头肌腱的桡侧凹陷处。

章门属足厥阴肝经，为脾之募穴和八会穴之脏会，在侧腹部当第 11 肋游离端的下方。

神阙属任脉，位于脐窝中央。

太溪属足少阴肾经输穴和原穴，位于内踝高点与跟腱后缘连线的中点凹陷处。

至阴属足太阳膀胱经井穴，在足小趾末节外侧，距趾甲角 0.1 寸处。

隐白属足太阴脾经井穴，足大趾内侧趾甲角旁 0.1 寸处。

大敦为足厥阴肝经井穴，在足大趾末节外侧，距趾甲角 0.1 寸处。

梁丘为足阳明胃经郄穴，屈膝时，在髂前上棘与髌骨外上缘连线上，髌骨外上缘上 3 寸处。

伏兔属足阳明胃经，在髂前上棘与髌骨外上缘连线上，髌骨外上缘上 6 寸处。

肾俞属足太阳膀胱经，肾之背俞穴，位于第 2 腰椎棘突下，旁开 1.5 寸处。

环跳属足少阳胆经，在股外侧部，侧卧屈股，当股骨大转子最凸点与骶管裂孔连线的外 1/3 与中 1/3 交点处。

命门属督脉，在腰部后正中线上，第 2 腰椎棘突下凹陷中。

③方义

木穴后溪，为手太阳小肠经输穴，八脉交会穴，通于督脉，手太阳小肠经经气所注之处，可通手太阳小肠和督脉经气，主治腰背痛。土穴神门，属手少阴心经输穴和原穴，为手少阴心经经气所注和元气经过和留止的部位，可通心之元气。水穴尺泽，属手太阴经合穴，为手太阴经气所盛之处，可宣开肺气。

土穴章门，属足厥阴肝经，为脾之募穴和八会穴之脏会，可调五脏气血。土穴神阙，属任脉，可扶阳气，通血脉。土穴太溪，属足少阴肾经输穴和原穴，为少阴肾经气所注和元气经过和留止的部位。金穴至阴，属足太阳膀胱经井穴，可激发足太阳膀胱经气，以通太阳膀胱之经。木穴隐白，属足太阴脾经井穴，可激发足太阴脾经气，以通太阴脾经。木穴大敦，为足厥阴肝经井穴，可调理肝之经气。

土穴梁丘，为足阳明胃经郄穴，是阳明胃经气深集的部位，主治急性疼痛性疾病。土穴伏兔，属足阳明胃经，足阳明胃为多气多血之经，通之以通阳明。左金右木穴肾俞，属足太阳膀胱经，肾之背俞穴，为肾之经气输注之处，主治腰痛。右木左金穴环跳，属足少阳胆经，主治腰胯疼痛。水穴命门，属督脉可通督脉经气，主治腰脊强痛。以上诸穴，金、木、水、土相配，活血理气，为治血瘀兼气滞之要方。

④操作要点

土穴神门、章门、神阙、太溪、梁丘、伏兔，性质属土，为生长之穴，施以平补平泻法。水穴尺泽、木穴后溪、木穴隐白、木穴大敦、水穴命门、木穴右环跳、木穴右肾俞，性质属木、属水，为放穴，施以泻法。金穴至阴、左环跳、左肾俞，性质属金，为收穴，施以补法。

⑤操作方法

对于土穴神门、章门、神阙、太溪、梁丘、伏兔，以左转三周、右转三周为法，力度均匀，既不上顶，也不下压，即为平补平泻。对水穴尺泽、木穴后溪、木穴隐白、木穴大敦、水穴命门、木穴右环跳、木穴右肾俞，以逆时针方向向下重按为法，即为泻。对于金穴至阴、左环跳、左肾俞，以顺时针方向上顶轻按为法，即为补。

3. 肾阳亏虚（缓解期）

（1）临床表现

除腰椎椎管狭窄的一般症状外，多表现出腰部隐隐作痛，酸软无力，绵绵不绝，喜温喜按，身体倦怠，腰膝无力，遇劳更甚，卧则减轻面色㿠白，精神萎靡，神疲短气，手足不温，小便清白，舌质淡，脉沉细无力等。

（2）治疗方法

温补肾阳，培元止痛。

（3）张氏经络收放疗法

①处方

土穴（百会），金穴（膻中），木穴（气海），土穴（足三里），土穴（三阴交），木穴（血海），土穴（太白），木穴（右环跳），金穴（左环跳），金穴（左肾俞），木穴（右肾俞），水穴（命门）。

②定位

百会属督脉，位于后发际正中直上 7 寸，当头部正中线与两耳尖连线的交点处。

膻中隶属任脉，在胸部，当前正中线上，平第 4 肋间，两乳头连线的中点。

气海隶属任脉，在下腹部，前正中线上，当脐中下 1.5 寸。

足三里属足阳明胃经合穴，胃之下合穴，位于犊鼻穴下 3 寸，胫骨前嵴外一横指处。

三阴交属足太阴脾经，位于内踝尖上 3 寸，胫骨内侧面后缘。

血海属足太阴脾经，屈膝时，在髌骨内上缘上 2 寸，当股四头肌内侧头的隆起处。

太白属足太阴脾经输穴和原穴，位于第 1 跖骨小头后缘，赤白肉际凹陷处。

环跳属足少阳胆经，在股外侧部，侧卧屈股，当股骨大转子最凸点与骶管裂孔连线的外 1/3 与中 1/3 交点处。

肾俞属足太阳膀胱经，肾之背俞穴，位于第 2 腰椎棘突下，旁开 1.5 寸处。

命门属督脉，在腰部后正中线上，第 2 腰椎棘突下凹陷中。

③方义

土穴百会，属督脉，升举阳气。金穴膻中，属任脉，为心包募穴和八会穴之气会，可补一身之元气。木穴气海，属任脉，为肓之原穴，可补肾气，固先天之本。土穴足三里，属足阳明胃经合穴，胃之下合穴，可补益后天脾胃之气血。土穴三阴交，属足太阴脾经，与足三里相配，为补中焦脾胃之要穴，以后天资先天。

木穴血海，属足太阴脾经，精血同源，使血旺则精足。土穴太白，属足太阴脾经输穴和原穴，为太阴脾之经气和元气所注之所。右木左金穴环跳，属足少阳胆经，主治腰胯疼痛。左金右木穴肾俞，属足太阳膀胱经，肾之背俞穴，为肾之经气输注之处，主治腰痛。水穴命门，属督脉，可通督脉经气，主治腰脊强痛。以上诸穴，金、木、水、土相配，以后天养先天，以先天助后天，为治肝肾不足腰痛之方。

④操作要点

木穴气海、木穴血海、木穴右环跳、木穴右肾俞、水穴命门，性质属木、属水，为放穴，施以泻法。金穴膻中、左环跳、左肾俞，性质属金，为收穴，施以补法。土穴百会，足三里，三阴交，太白，性质属土，为生长之穴，施平补平泻法。

⑤操作方法

对于土穴百会、足三里、三阴交、太白，以左转三周、右转三周为法，力度均匀，既不上顶，也不下压，即为平补平泻。对于金穴膻中、左环跳、左肾俞，以顺时针方向上顶轻按为法，即为补。对木穴气海、木穴血海、木穴右环跳、木穴右肾俞、水穴命门，以逆时针方向向下重按为法，即为泻。

4. 肾阴不足（缓解期）

处方选穴同缓解期肾阳亏虚型，唯操作时加强滋阴之穴力度即可。

5. 筋骨失养（马尾神经受压）

处方选穴同缓解期肾阳亏虚型，唯操作时加强各穴力度即可。

（六）腰肌劳损

腰肌劳损是引起慢性腰痛的常见疾患之一，临床缓慢起病，表现为腰部酸痛，病程缠绵，阴雨天气或劳动之后酸痛常常加重，适当休息可以缓解，又被称为"功能性腰痛""腰背肌筋膜炎"等。其主要病变在腰背肌纤维、筋膜等软组织，多见于青壮年，外伤史不明显，常与职业和工作环境有一定关系。常见中医辨证分型包括外感风寒湿邪，内伤肾之精气，外伤筋骨血脉，肾虚血瘀寒凝所导致的寒湿腰痛、肾虚腰痛、气滞血瘀腰痛、肾虚血瘀腰痛四型。

1. 寒湿腰痛型

（1）临床表现

外感风寒湿邪的腰痛，痛处怕冷喜暖，或坠胀酸重，腰部有如坐水中之感，疼痛常与天气变化有关，因寒湿邪气阻于筋脉，气血不通之故。

（2）治疗方法

散寒除湿，温通经脉。

（3）张氏经络收放疗法

①处方

木穴（气海），火穴（关元），土穴（太溪），土穴（委中），木穴（右环跳），金穴（左环跳），水穴（命门），金穴（左肾俞），木穴（右肾俞）。

②定位

气海隶属任脉，在下腹部前正中线上，当脐中下 1.5 寸。

关元隶属任脉在下腹部前正中线上，当脐中下 3 寸。

太溪为足少阴肾经输穴，在足内侧内踝后方，当内踝尖与跟腱之间的凹陷处。

委中为足太阳膀胱经合穴，在腘横纹中点，当股二头肌腱与半腱肌腱的中间。

环跳属足少阳胆经，在股外侧部，侧卧屈股，当股骨大转子最凸点与骶管裂孔连线的外 1/3 与中 1/3 交点处。

命门属督脉，在腰部后正中线上第 2 腰椎棘突下凹陷中。

肾俞属足太阳膀胱经，肾之背俞穴，位于第 2 腰椎棘突下，旁开 1.5 寸处。

③方义

木穴气海，隶属任脉，为肓之原穴，有温阳益肾之功。火穴关元，隶属任脉，为小肠募穴，有温阳益肾之功。土穴太溪，为足少阴肾经输穴和原穴，有温肾养气之功。土穴委中，为足太阳膀胱经合穴，膀胱的下合穴，主治腰背痛。右木左金穴环跳，属足少阳胆经，主治腰胯疼痛。左金右木穴肾俞，属足太阳膀胱经，肾之背俞穴，为肾之经气输注之处，主治腰痛。水穴命门，属督脉，可通督脉经气，主治腰脊强痛。以上诸穴，金、木、水、火、土相配，可温肾阳，散寒湿，壮腰筋，为治寒湿腰痛之要方。

④操作要点

木穴气海、木穴右环跳、木穴右肾俞、水穴命门，性质属木、属水，为放穴，施以泻法。金穴左环跳、金穴左肾俞、火穴关元，性质属金、属火，为收穴，施以补法。土穴太溪、委中，性质属土，为生长之穴，施平补平泻法。

⑤操作方法

对于土穴太溪、委中，以左转三周、右转三周，力度均匀，既不上顶，也不下压，即为平补平泻。对于金穴左环跳、金穴左肾俞、火穴关元，以顺时针方向上顶轻按为法，即为补。对于木穴气海、木穴右环跳、木穴右肾俞、水穴命门，以逆时针方向向下重按为法，即为泻。

2.肾虚腰痛型

（1）临床表现

腰痛以酸软为主，喜按喜揉，腿膝无力，遇劳则甚，卧则减轻，常反复发作。偏阳虚者，则少腹拘急，面色㿠白，手足不温，少气乏力，舌淡脉沉细；偏阴虚者，则心烦失眠，口燥咽干，面色潮红，手足心热，舌红少苔，脉弦细数。

（2）治疗方法

培补肾元，通脉止痛。

（3）张氏经络收放疗法

①处方

土穴（百会），金穴（膻中），木穴（气海），土穴（足三里），土穴（三阴交），木穴（血海），土穴（太白），木穴（右环跳），金穴（左环跳），金穴（左肾俞），木穴（右肾俞），水穴（命门）。

②定位

百会属督脉，位于后发际正中直上 7 寸，当头部正中线与两耳尖连线的交点处。

膻中隶属任脉，在胸部，当前正中线上，平第 4 肋间，两乳头连线的中点。

气海隶属任脉，在下腹部，前正中线上，当脐中下 1.5 寸。

足三里属足阳明胃经合穴，胃之下合穴，位于犊鼻穴下 3 寸，胫骨前嵴外一横指处。

三阴交属足太阴脾经，位于内踝尖上 3 寸，胫骨内侧面后缘。

血海属足太阴脾经，屈膝时，在髌骨内上缘上 2 寸，当股四头肌内侧头的隆起处。

太白属足太阴脾经输穴和原穴，位于第 1 跖骨小头后缘，赤白肉际凹陷处。

环跳属足少阳胆经，在股外侧部，侧卧屈股，当股骨大转子最凸点与骶管裂孔连线的外 1/3 与中 1/3 交点处。

肾俞属足太阳膀胱经，肾之背俞穴，位于第 2 腰椎棘突下，旁开 1.5 寸处。

命门属督脉，在腰部后正中线上，第 2 腰椎棘突下凹陷中。

③方义

土穴百会，属督脉，升举阳气。金穴膻中，属任脉，为心包募穴和八会穴之气会，可补一身之元气。木穴气海，属任脉，为肓之原穴，可补肾气，固先天之本。土穴足三里，属足阳明胃经合穴，胃之下合穴，可补益后天脾

胃之气血。土穴三阴交，属足太阴脾经，与足三里相配，为补中焦脾胃之要穴，以后天资先天。

木穴血海，属足太阴脾经，精血同源，使血旺则精足。土穴太白，属足太阴脾经输穴和原穴，为太阴脾之经气和元气所注之所。右木左金穴环跳，属足少阳胆经，主治腰胯疼痛。左金右木穴肾俞，属足太阳膀胱经，肾之背俞穴，为肾之经气输注之处，主治腰痛。水穴命门，属督脉，可通督脉经气，主治腰脊强痛。以上诸穴，金、木、水、土相配，以后天养先天，以先天助后天，为治肝肾不足腰痛之方。

④操作要点

木穴气海、木穴血海、木穴右环跳、木穴右肾俞、水穴命门，性质属木、属水，为放穴，施以泻法。金穴膻中、左环跳、左肾俞，性质属金，为收穴，施以补法。土穴百会，足三里，三阴交，太白，性质属土，为生长之穴，施以平补平泻法。

⑤操作方法

对于土穴百会、足三里、三阴交、太白，以左转三周、右转三周为法，力度均匀，既不上顶，也不下压，即为平补平泻。对于金穴膻中、左环跳、左肾俞，以顺时针方向上顶轻按为法，即为补。对木穴气海、木穴血海、木穴右环跳、木穴右肾俞、水穴命门，以逆时针方向向下重按为法，即为泻。

3.气滞血瘀腰痛型

（1）临床表现

若因外伤引起者，则痛有定处，其部位或在一侧，或在腰背，按之则痛甚，转则俯仰不利，为气滞血瘀所致。

（2）治疗方法

活血化瘀，行气止痛。

（3）张氏经络收放疗法

①处方

木穴（后溪），土穴（神门），水穴（尺泽），土穴（章门），土穴（神阙），土穴（太溪），金穴（至阴），木穴（隐白），木穴（大敦），土穴（梁丘），土穴（伏兔），金穴（左肾俞），木穴（右肾俞），木穴（右环跳），金穴（左环跳），水穴（命门）。

②定位

后溪为手太阳小肠经输穴，八脉交会穴，通于督脉，在手掌尺侧，微握拳第 5 指掌关节后尺侧的远侧掌横纹头，赤白肉际处。

神门属手少阴心经输穴和原穴，位于腕横纹尺侧端，尺侧腕屈肌腱的桡侧凹陷处。

尺泽属手太阴经合穴，位于肘横纹中肱二头肌腱的桡侧凹陷处。

章门属足厥阴肝经，为脾之募穴和八会穴之脏会，在侧腹部当第 11 肋游离端的下方。

神阙属任脉，位于脐窝中央。

太溪属足少阴肾经输穴和原穴，位于内踝高点与跟腱后缘连线的中点凹陷处。

至阴属足太阳膀胱经井穴，在足小趾末节外侧，距趾甲角 0.1 寸处。

隐白属足太阴脾经井穴，足大趾内侧趾甲角旁 0.1 寸处。

大敦为足厥阴肝经井穴，在足大趾末节外侧，距趾甲角 0.1 寸处。

梁丘为足阳明胃经郄穴，屈膝时，在髂前上棘与髌骨外上缘连线上，髌骨外上缘上 3 寸处。

伏兔属足阳明胃经，在髂前上棘与髌骨外上缘连线上，髌骨外上缘上 6 寸处。

肾俞属足太阳膀胱经，肾之背俞穴，位于第 2 腰椎棘突下，旁开 1.5 寸处。

环跳属足少阳胆经，在股外侧部，侧卧屈股，当股骨大转子最凸点与骶管裂孔连线的外 1/3 与中 1/3 交点处。

命门属督脉，在腰部后正中线上，第 2 腰椎棘突下凹陷中。

③方义

木穴后溪，为手太阳小肠经输穴，八脉交会穴，通于督脉，手太阳小肠经经气所注之处，可通手太阳小肠和督脉经气，主治腰背痛。土穴神门，属手少阴心经输穴和原穴，为手少阴心经气所注和元气经过和留止的部位，可通心之元气。水穴尺泽，属手太阴经合穴，为手太阴经气所盛之处，可宣开肺气。

土穴章门，属足厥阴肝经，为脾之募穴和八会穴之脏会，可调五脏气血。土穴神阙，属任脉，可扶阳气，通血脉。土穴太溪，属足少阴肾经输穴和原穴，为少阴肾经气所注和元气经过和留止的部位。金穴至阴，属足太阳膀胱经井穴，可激发足太阳膀胱经气，以通太阳膀胱之经。木穴隐白，属足太阴脾经井穴，可激发足太阴脾经气，以通太阴脾经。木穴大敦，为足厥阴肝经井穴，可调理肝之经气。

土穴梁丘，为足阳明胃经郄穴，是阳明胃经气深集的部位，主治急性疼痛性疾病。土穴伏兔，属足阳明胃经，足阳明胃为多气多血之经，通之以通阳明。左金右木穴肾俞，属足太阳膀胱经，肾之背俞穴，为肾之经气输注之处，主治腰痛。右木左金穴环跳，属足少阳胆经，主治腰胯疼痛。水穴命门，属督脉可通督脉经气，主治腰脊强痛。以上诸穴，金、木、水、土相配，活血理气，为治血瘀兼气滞之要方。

④操作要点

土穴神门、章门、神阙、太溪、梁丘、伏兔，性质属土，为生长之穴，施以平补平泻法。水穴尺泽、木穴后溪、木穴隐白、木穴大敦、水穴命门、木穴右环跳、木穴右肾俞，性质属木、属水，为放穴，施以泻法。金穴至阴、左环跳、左肾俞，性质属金，为收穴，施以补法。

⑤操作方法

对于土穴神门、章门、神阙、太溪、梁丘、伏兔，以左转三周、右转三周为法，力度均匀，既不上顶，也不下压，即为平补平泻。对水穴尺泽、木穴后溪、木穴隐白、木穴大敦、水穴命门、木穴右环跳、木穴右肾俞，以逆时针方向向下重按为法，即为泻。对于金穴至阴、左环跳、左肾俞，以顺时针方向上顶轻按为法，即为补。

4. 肾虚血瘀腰痛型

处方治疗与寒湿腰痛型相同，唯操作时加强温肾之穴的力度即可。

（七）腰棘间韧带损伤

腰棘间韧带损伤主要是指由于腰椎棘突之间的韧带发生变性、撕裂或松弛，从而产生慢性腰部疼痛的一类病症。腰棘间韧带是一种致密的胶原结缔组织，其功能是将相邻的棘突连接在一起，靠其韧力来加强脊柱的稳定性。正常情况下，腰棘间韧带可以辅助棘上韧带与黄韧带，以限制脊柱过度前屈活动，由于骶棘肌的保护而不易受损。然而因其变性或过于牵伸，亦常常受累，从而导致损伤。常见中医辨证分型包括肾阳不足、肾阴亏损、气滞血瘀三型。

1. 肾阳不足型

（1）临床表现

表现为腰背疼痛，绵绵不休，下肢酸软，不能久站，小便清白，形寒脉虚。

（2）治疗方法

温补肾阳，通脉止痛。

（3）张氏经络收放疗法

①处方

土穴（百会），金穴（膻中），木穴（气海），土穴（足三里），土穴（三阴交），木穴（血海），土穴（太白），木穴（右环跳），金穴（左环跳），金穴（左肾俞），木穴（右肾俞），水穴（命门）。

②定位

百会属督脉，位于后发际正中直上7寸，当头部正中线与两耳尖连线的交点处。

膻中隶属任脉，在胸部，当前正中线上，平第4肋间，两乳头连线的中点。

气海隶属任脉，在下腹部，前正中线上，当脐中下 1.5 寸。

足三里属足阳明胃经合穴，胃之下合穴，位于犊鼻穴下 3 寸，胫骨前嵴外一横指处。

三阴交属足太阴脾经，位于内踝尖上 3 寸，胫骨内侧面后缘。

血海属足太阴脾经，屈膝时，在髌骨内上缘上 2 寸，当股四头肌内侧头的隆起处。

太白属足太阴脾经输穴和原穴，位于第 1 跖骨小头后缘，赤白肉际凹陷处。

环跳属足少阳胆经，在股外侧部，侧卧屈股，当股骨大转子最凸点与骶管裂孔连线的外 1/3 与中 1/3 交点处。

肾俞属足太阳膀胱经，肾之背俞穴，位于第 2 腰椎棘突下，旁开 1.5 寸处。

命门属督脉，在腰部后正中线上，第 2 腰椎棘突下凹陷中。

③方义

土穴百会，属督脉，升举阳气。金穴膻中，属任脉，为心包募穴和八会穴之气会，可补一身之元气。木穴气海，属任脉，为肓之原穴，可补肾气，固先天之本。土穴足三里，属足阳明胃经合穴，胃之下合穴，可补益后天脾胃之气血。土穴三阴交，属足太阴脾经，与足三里相配，为补中焦脾胃之要穴，以后天资先天。

木穴血海，属足太阴脾经，精血同源，使血旺则精足。土穴太白，属足太阴脾经输穴和原穴，为太阴脾之经气和元气所注之所。右木左金穴环跳，属足少阳胆经，主治腰胯疼痛。左金右木穴肾俞，属足太阳膀胱经，肾之背俞穴，为肾之经气输注之处，主治腰痛。水穴命门，属督脉，可通督脉经气，主治腰脊强痛。以上诸穴，金、木、水、土相配，以后天养先天，以先天助后天，为治肝肾不足腰痛之方。

④操作要点

木穴气海、木穴血海、木穴右环跳、木穴右肾俞、水穴命门，性质属木、属水，为放穴，施以泻法。金穴膻中、左环跳、左肾俞，性质属金，为收穴，施以补法。土穴百会，足三里，三阴交，太白，性质属土，为生长之穴，施以平补平泻法。

⑤操作方法

对于土穴百会、足三里、三阴交、太白，以左转三周、右转三周为法，力度均匀，既不上顶，也不下压，即为平补平泻。对于金穴膻中、左环跳、左肾俞，以顺时针方向上顶轻按为法，即为补。对木穴气海、木穴血海、木穴右环跳、木穴右肾俞、水穴命门，以逆时针方向向下重按为法，即为泻。

2. 肾阴亏损型

表现为腰背疼痛，绵绵不休，下肢酸软，不能久站，五心烦热，舌红少苔，脉象细数。处方选穴同肾阳不足型，唯操作时加强滋阴之穴力度即可。

3. 气滞血瘀型

（1）临床表现

有外伤病史，腰部疼痛，痛有定处，其部位或在一侧，或在腰背，按之则痛甚，转则俯仰不利，为气滞血瘀所致。

（2）治疗方法

活血化瘀，行气止痛。

（3）张氏经络收放疗法

①处方

木穴（后溪），土穴（神门），水穴（尺泽），土穴（章门），土穴（神阙），土穴（太溪），金穴（至阴），木穴（隐白），木穴（大敦），土穴（梁丘），土穴（伏兔），金穴（左肾俞），木穴（右肾俞），木穴（右环跳），金穴（左环跳），水穴（命门）。

②定位

后溪为手太阳小肠经输穴，八脉交会穴，通于督脉，在手掌尺侧，微握拳第5指掌关节后尺侧的远侧掌横纹头，赤白肉际处。

神门属手少阴心经输穴和原穴，位于腕横纹尺侧端，尺侧腕屈肌腱的桡侧凹陷处。

尺泽属手太阴经合穴，位于肘横纹中肱二头肌腱的桡侧凹陷处。

章门属足厥阴肝经，为脾之募穴和八会穴之脏会，在侧腹部当第 11 肋游离端的下方。

神阙属任脉，位于脐窝中央。

太溪属足少阴肾经输穴和原穴，位于内踝高点与跟腱后缘连线的中点凹陷处。

至阴属足太阳膀胱经井穴，在足小趾末节外侧，距趾甲角 0.1 寸处。

隐白属足太阴脾经井穴，足大趾内侧趾甲角旁 0.1 寸处。

大敦为足厥阴肝经井穴，在足大趾末节外侧，距趾甲角 0.1 寸处。

梁丘为足阳明胃经郄穴，屈膝时，在髂前上棘与髌骨外上缘连线上，髌骨外上缘上 3 寸处。

伏兔属足阳明胃经，在髂前上棘与髌骨外上缘连线上，髌骨外上缘上 6 寸处。

肾俞属足太阳膀胱经，肾之背俞穴，位于第 2 腰椎棘突下，旁开 1.5 寸处。

环跳属足少阳胆经，在股外侧部，侧卧屈股，当股骨大转子最凸点与骶管裂孔连线的外 1/3 与中 1/3 交点处。

命门属督脉，在腰部后正中线上，第 2 腰椎棘突下凹陷中。

③方义

木穴后溪，为手太阳小肠经输穴，八脉交会穴，通于督脉，手太阳小肠经经气所注之处，可通手太阳小肠和督脉经气，主治腰背痛。土穴神门，属手少阴心经输穴和原穴，为手少阴心经气所注和元气经过和留止的部位，可通心之元气。水穴尺泽，属手太阴经合穴，为手太阴经气所盛之处，可宣开肺气。

土穴章门，属足厥阴肝经，为脾之募穴和八会穴之脏会，可调五脏气血。土穴神阙，属任脉，可扶阳气，通血脉。土穴太溪，属足少阴肾经输穴和原穴，为少阴肾经气所注和元气经过和留止的部位。金穴至阴，属足太阳膀胱经井穴，可激发足太阳膀胱经气，以通太阳膀胱之经。木穴隐白，属足太阴脾经井穴，可激发足太阴脾经气，以通太阴脾经。木穴大敦，为足厥阴肝经井穴，可调理肝之经气。

土穴梁丘，为足阳明胃经郄穴，是阳明胃经气深集的部位，主治急性疼痛性疾病。土穴伏兔，属足阳明胃经，足阳明胃为多气多血之经，通之以通阳明。左金右木穴肾俞，属足太阳膀胱经，肾之背俞穴，为肾之经气输注之处，主治腰痛。右木左金穴环跳，属足少阳胆经，主治腰胯疼痛。水穴命门，属督脉可通督脉经气，主治腰脊强痛。以上诸穴，金、木、水、土相配，活血理气，为治血瘀兼气滞之要方。

④操作要点

土穴神门、章门、神阙、太溪、梁丘、伏兔，性质属土，为生长之穴，施以平补平泻法。水穴尺泽、木穴后溪、木穴隐白、木穴大敦、水穴命门、木穴右环跳、木穴右肾俞，性质属木、属水，为放穴，施以泻法。金穴至阴、左环跳、左肾俞，性质属金，为收穴，施以补法。

⑤操作方法

对于土穴神门、章门、神阙、太溪、梁丘、伏兔，以左转三周、右转三周为法，力度均匀，既不上顶，也不下压，即为平补平泻。对水穴尺泽、木穴后溪、木穴隐白、木穴大敦、水穴命门、木穴右环跳、木穴右肾俞，以逆时针方向向下重按为法，即为泻。对于金穴至阴、左环跳、左肾俞，以顺时针方向上顶轻按为法，即为补。

（八）腰椎横突综合征

腰椎横突综合征是以第 3 腰椎横突部位明显压痛为特点的慢性腰痛，多发生于第 3 腰椎，亦称"腰 3 横突周围炎""腰 3 横突滑囊炎"。本病多见于青壮年，大多数患者有扭伤史，主要由于突然弯腰，或长期弯腰工作时，腰背部肌肉收缩可使肥大的横突周围软组织被牵拉，此时附于横突上的深筋膜容易被撕裂，从而造成慢性纤维组织炎性变化或肌疝。部分患者可因肌肉上下滑动于腰 3 横突，形成保护性滑囊，然而一旦发生炎性变化，即产生局部疼痛。常见中医辨证分型包括外感风寒湿邪，内伤肾之精气，外伤筋骨血脉，肾虚血瘀寒凝，所导致的寒湿腰痛、肾虚腰痛、气滞血瘀腰痛、肾虚血瘀腰痛四型。

1. 寒湿腰痛型

（1）临床表现

外感风寒湿的腰痛，痛处怕冷喜暖，或坠胀酸重，腰部有如坐水中之感，疼痛常与天气变化有关，因寒湿邪气阻于筋脉，气血不通之故。

（2）治疗方法

散寒除湿，温通经脉。

（3）张氏经络收放疗法

①处方

木穴（气海），火穴（关元），土穴（太溪），土穴（委中），木穴（右环跳），金穴（左环跳），水穴（命门），金穴（左肾俞），木穴（右肾俞）。

②定位

气海隶属任脉，在下腹部前正中线上，当脐中下 1.5 寸。

关元隶属任脉在下腹部前正中线上，当脐中下 3 寸。

太溪为足少阴肾经输穴，在足内侧内踝后方，当内踝尖与跟腱之间的凹陷处。

委中为足太阳膀胱经合穴，在腘横纹中点，当股二头肌腱与半腱肌腱的中间。

环跳属足少阳胆经，在股外侧部，侧卧屈股，当股骨大转子最凸点与骶管裂孔连线的外 1/3 与中 1/3 交点处。

命门属督脉，在腰部后正中线上第 2 腰椎棘突下凹陷中。

肾俞属足太阳膀胱经，肾之背俞穴，位于第 2 腰椎棘突下，旁开 1.5 寸处。

③方义

木穴气海，隶属任脉，为肓之原穴，有温阳益肾之功。火穴关元，隶属任脉，为小肠募穴，有温阳益肾之功。土穴太溪，为足少阴肾经输穴和原穴，有温肾养气之功。土穴委中，为足太阳膀胱经合穴，膀胱的下合穴，主治腰背痛。右木左金穴环跳，属足少阳胆经，主治腰胯疼痛。左金右木穴肾俞，属足太阳膀胱经，肾之背俞穴，为肾之经气输注之处，主治腰痛。水穴命门，属督脉，可通督脉经气，主治腰脊强痛。以上诸穴，金、木、水、火、土相配，可温肾阳，散寒湿，壮腰筋，为治寒湿腰痛之要方。

④操作要点

木穴气海、木穴右环跳、木穴右肾俞、水穴命门，性质属木、属水，为放穴，施以泻法。金穴左环跳，金穴左肾俞，火穴关元，性质属金、属火，为收穴，施以补法。土穴太溪、委中，性质属土，为生长之穴，施以平补平泻法。

⑤操作方法

对于土穴太溪、委中，以左转三周、右转三周，力度均匀，既不上顶，也不下压，即为平补平泻。对于金穴左环跳、金穴左肾俞、火穴关元，以顺时针方向上顶轻按为法，即为补。对于木穴气海、木穴右环跳、木穴右肾俞、水穴命门，以逆时针方向向下重按为法，即为泻。

2. 肾虚腰痛型

（1）临床表现

腰痛以酸软为主，喜按喜揉，腿膝无力，遇劳则甚，卧则减轻，常反复发作。偏阳虚者，则少腹拘急，面色㿠白，手足不温，少气乏力，舌淡脉沉细；偏阴虚者，则心烦失眠，口燥咽干，面色潮红，手足心热，舌红少苔，脉弦细数。

（2）治疗方法

培补肾元，通脉止痛。

（3）张氏经络收放疗法

①处方

土穴（百会），金穴（膻中），木穴（气海），土穴（足三里），土穴（三阴交），木穴（血海），土穴（太白），木穴（右环跳），金穴（左环跳），金穴（左肾俞），木穴（右肾俞），水穴（命门）。

②定位

百会属督脉，位于后发际正中直上 7 寸，当头部正中线与两耳尖连线的交点处。

膻中隶属任脉，在胸部，当前正中线上，平第 4 肋间，两乳头连线的中点。

气海隶属任脉，在下腹部，前正中线上，当脐中下 1.5 寸。

足三里属足阳明胃经合穴，胃之下合穴，位于犊鼻穴下 3 寸，胫骨前嵴外一横指处。

三阴交属足太阴脾经，位于内踝尖上 3 寸，胫骨内侧面后缘。

血海属足太阴脾经，屈膝时，在髌骨内上缘上 2 寸，当股四头肌内侧头的隆起处。

太白属足太阴脾经输穴和原穴，位于第 1 跖骨小头后缘，赤白肉际凹陷处。

环跳属足少阳胆经，在股外侧部，侧卧屈股，当股骨大转子最凸点与骶管裂孔连线的外 1/3 与中 1/3 交点处。

肾俞属足太阳膀胱经，肾之背俞穴，位于第 2 腰椎棘突下，旁开 1.5 寸处。

命门属督脉，在腰部后正中线上，第 2 腰椎棘突下凹陷中。

③方义

土穴百会，属督脉，升举阳气。金穴膻中，属任脉，为心包募穴和八会穴之气会，可补一身之元气。木穴气海，属任脉，为肓之原穴，可补肾气，固先天之本。土穴足三里，属足阳明胃经合穴，胃之下合穴，可补益后天脾

胃之气血。土穴三阴交，属足太阴脾经，与足三里相配，为补中焦脾胃之要穴，以后天资先天。

木穴血海，属足太阴脾经，精血同源，使血旺则精足。土穴太白，属足太阴脾经输穴和原穴，为太阴脾之经气和元气所注之所。右木左金穴环跳，属足少阳胆经，主治腰胯疼痛。左金右木穴肾俞，属足太阳膀胱经，肾之背俞穴，为肾之经气输注之处，主治腰痛。水穴命门，属督脉，可通督脉经气，主治腰脊强痛。以上诸穴，金、木、水、土相配，以后天养先天，以先天助后天，为治肝肾不足腰痛之方。

④操作要点

木穴气海、木穴血海、木穴右环跳、木穴右肾俞、水穴命门，性质属木、属水，为放穴，施以泻法。金穴膻中、左环跳、左肾俞，性质属金，为收穴，施以补法。土穴百会，足三里，三阴交，太白，性质属土，为生长之穴，施以平补平泻法。

⑤操作方法

对于土穴百会、足三里、三阴交、太白，以左转三周、右转三周为法，力度均匀，既不上顶，也不下压，即为平补平泻。对于金穴膻中、左环跳、左肾俞，以顺时针方向上顶轻按为法，即为补。对木穴气海、木穴血海、木穴右环跳、木穴右肾俞、水穴命门，以逆时针方向向下重按为法，即为泻。

3. 气滞血瘀腰痛型

（1）临床表现

若因外伤引起者，则痛有定处，其部位或在一侧，或在腰背，按之则痛甚，转侧俯仰不利，为气滞血瘀所致。

（2）治疗方法

活血化瘀，行气止痛。

（3）张氏经络收放疗法

①处方

木穴（后溪），土穴（神门），水穴（尺泽），土穴（章门），土穴（神阙），土穴（太溪），金穴（至阴），木穴（隐白），木穴（大敦），土穴（梁丘），土穴（伏兔），金穴（左肾俞），木穴（右肾俞），木穴（右环跳），金穴（左环跳），水穴（命门）。

②定位

后溪为手太阳小肠经输穴，八脉交会穴，通于督脉，在手掌尺侧，微握拳第5指掌关节后尺侧的远侧掌横纹头，赤白肉际处。

神门属手少阴心经输穴和原穴，位于腕横纹尺侧端，尺侧腕屈肌腱的桡侧凹陷处。

尺泽属手太阴经合穴，位于肘横纹中肱二头肌腱的桡侧凹陷处。

章门属足厥阴肝经，为脾之募穴和八会穴之脏会，在侧腹部当第11肋游离端的下方。

神阙属任脉，位于脐窝中央。

太溪属足少阴肾经输穴和原穴，位于内踝高点与跟腱后缘连线的中点凹陷处。

至阴属足太阳膀胱经井穴，在足小趾末节外侧，距趾甲角0.1寸处。

隐白属足太阴脾经井穴，足大趾内侧趾甲角旁0.1寸处。

大敦为足厥阴肝经井穴，在足大趾末节外侧，距趾甲角0.1寸处。

梁丘为足阳明胃经郄穴，屈膝时，在髂前上棘与髌骨外上缘连线上，髌骨外上缘上3寸处。

伏兔属足阳明胃经，在髂前上棘与髌骨外上缘连线上，髌骨外上缘上6寸处。

肾俞属足太阳膀胱经，肾之背俞穴，位于第2腰椎棘突下，旁开1.5寸处。

环跳属足少阳胆经，在股外侧部，侧卧屈股，当股骨大转子最凸点与骶管裂孔连线的外1/3与中1/3交点处。

命门属督脉，在腰部后正中线上，第2腰椎棘突下凹陷中。

③方义

木穴后溪，为手太阳小肠经输穴，八脉交会穴，通于督脉，手太阳小肠经经气所注之处，可通手太阳小肠和督脉经气，主治腰背痛。土穴神门，属手少阴心经输穴和原穴，为手少阴心经气所注和元气经过和留止的部位，可通心之元气。水穴尺泽，属手太阴经合穴，为手太阴经气所盛之处，可宣开肺气。

土穴章门，属足厥阴肝经，为脾之募穴和八会穴之脏会，可调五脏气血。土穴神阙，属任脉，可扶阳气，通血脉。土穴太溪，属足少阴肾经输穴和原穴，为少阴肾经气所注和元气经过和留止的部位。金穴至阴，属足太阳膀胱经井穴，可激发足太阳膀胱经气，以通太阳膀胱之经。木穴隐白，属足太阴脾经井穴，可激发足太阴脾经气，以通太阴脾经。木穴大敦，为足厥阴肝经井穴，可调理肝之经气。

土穴梁丘，为足阳明胃经郄穴，是阳明胃经气深集的部位，主治急性疼痛性疾病。土穴伏兔，属足阳明胃经，足阳明胃为多气多血之经，通之以通阳明。左金右木穴肾俞，属足太阳膀胱经，肾之背俞穴，为肾之经气输注之处，主治腰痛。右木左金穴环跳，属足少阳胆经，主治腰胯疼痛。水穴命门，属督脉可通督脉经气，主治腰脊强痛。以上诸穴，金、木、水、土相配，活血理气，为治血瘀兼气滞之要方。

④操作要点

土穴神门、章门、神阙、太溪、梁丘、伏兔，性质属土，为生长之穴，施以平补平泻法。水穴尺泽、木穴后溪、木穴隐白、木穴大敦、水穴命门、木穴右环跳、木穴右肾俞，性质属木、属水，为放穴，施以泻法。金穴至阴、左环跳、左肾俞，性质属金，为收穴，施以补法。

⑤操作方法

对于土穴神门、章门、神阙、太溪、梁丘、伏兔，以左转三周、右转三周为法，力度均匀，既不上顶，也不下压，即为平补平泻。对于水穴尺泽、木穴后溪、木穴隐白、木穴大敦、水穴命门、木穴右环跳、木穴右肾俞，以逆时针方向向下重按为法，即为泻。对于金穴至阴、左环跳、左肾俞，以顺时针方向上顶轻按为法，即为补。

4. 肾虚血瘀腰痛型

处方治疗与寒湿腰痛型相同，唯操作时加强温肾之穴的力度即可。

（九）增生性脊柱炎

增生性脊柱炎是一种以软骨退变，骨质增生为主的骨关节炎，亦称"肥大性脊柱炎""老年性脊柱炎""腰椎骨刺"等。本病一般无临床症状，仅有少数患者可出现慢性腰痛，多见于中老年人，男性多于女性，体型肥胖者、体力劳动者及运动员等发病较早。

1. 瘀血内阻型

（1）临床表现

慢性腰痛，疼痛不剧烈，仅仅感到腰部酸痛，不灵活，甚至钝痛不适，或有束缚感，且痛有定处，按之痛甚，此为瘀血内阻所致。

（2）治疗方法

活血化瘀，舒筋活络。

（3）张氏经络收放疗法

①处方

木穴（后溪），土穴（神门），水穴（尺泽），土穴（章门），土穴（神阙），土穴（太溪），金穴（至阴），木穴（隐白），木穴（大敦），土穴（梁丘），土穴（伏兔），金穴（左肾俞），木穴（右肾俞），木穴（右环跳），金穴（左环跳），水穴（命门）。

②定位

后溪为手太阳小肠经输穴，八脉交会穴，通于督脉，在手掌尺侧，微握拳第5指掌关节后尺侧的远侧掌横纹头，赤白肉际处。

神门属手少阴心经输穴和原穴，位于腕横纹尺侧端，尺侧腕屈肌腱的桡侧凹陷处。

尺泽属手太阴经合穴，位于肘横纹中肱二头肌腱的桡侧凹陷处。

章门属足厥阴肝经，为脾之募穴和八会穴之脏会，在侧腹部当第 11 肋游离端的下方。

神阙属任脉，位于脐窝中央。

太溪属足少阴肾经输穴和原穴，位于内踝高点与跟腱后缘连线的中点凹陷处。

至阴属足太阳膀胱经井穴，在足小趾末节外侧，距趾甲角 0.1 寸处。

隐白属足太阴脾经井穴，足大趾内侧趾甲角旁 0.1 寸处。

大敦为足厥阴肝经井穴，在足大趾末节外侧，距趾甲角 0.1 寸处。

梁丘为足阳明胃经郄穴，屈膝时，在髂前上棘与髌骨外上缘连线上，髌骨外上缘上 3 寸处。

伏兔属足阳明胃经，在髂前上棘与髌骨外上缘连线上，髌骨外上缘上 6 寸处。

肾俞属足太阳膀胱经，肾之背俞穴，位于第 2 腰椎棘突下，旁开 1.5 寸处。

环跳属足少阳胆经，在股外侧部，侧卧屈股，当股骨大转子最凸点与骶管裂孔连线的外 1/3 与中 1/3 交点处。

命门属督脉，在腰部后正中线上，第 2 腰椎棘突下凹陷中。

③方义

木穴后溪，为手太阳小肠经输穴，八脉交会穴，通于督脉，手太阳小肠经经气所注之处，可通手太阳小肠和督脉经气，主治腰背痛。土穴神门，属手少阴心经输穴和原穴，为手少阴心经气所注和元气经过和留止的部位，可通心之元气。水穴尺泽，属手太阴经合穴，为手太阴经气所盛之处，可宣开肺气。

土穴章门，属足厥阴肝经，为脾之募穴和八会穴之脏会，可调五脏气血。土穴神阙，属任脉，可扶阳气，通血脉。土穴太溪，属足少阴肾经输穴和原穴，为少阴肾经气所注和元气经过和留止的部位。金穴至阴，属足太阳膀胱经井穴，可激发足太阳膀胱经气，以通太阳膀胱之经。木穴隐白，属足太阴脾经井穴，可激发足太阴脾经气，以通太阴脾经。木穴大敦，为足厥阴肝经井穴，可调理肝之经气。

土穴梁丘，为足阳明胃经郄穴，是阳明胃经气深集的部位，主治急性疼痛性疾病。土穴伏兔，属足阳明胃经，足阳明胃为多气多血之经，通之以通阳明。左金右木穴肾俞，属足太阳膀胱经，肾之背俞穴，为肾之经气输注之处，主治腰痛。右木左金穴环跳，属足少阳胆经，主治腰胯疼痛。水穴命门，属督脉可通督脉经气，主治腰脊强痛。以上诸穴，金、木、水、土相配，活血理气，为治血瘀兼气滞之要方。

④操作要点

土穴神门、章门、神阙、太溪、梁丘、伏兔，性质属土，为生长之穴，施以平补平泻法。水穴尺泽、木穴后溪、木穴隐白、木穴大敦、水穴命门、木穴右环跳、木穴右肾俞，性质属木、属水，为放穴，施以泻法。金穴至阴、左环跳、左肾俞，性质属金，为收穴，施以补法。

⑤操作方法

对于土穴神门、章门、神阙、太溪、梁丘、伏兔，以左转三周、右转三周为法，力度均匀，既不上顶，也不下压，即为平补平泻。对于水穴尺泽、木穴后溪、木穴隐白、木穴大敦、水穴命门、木穴右环跳、木穴右肾俞，以逆时针方向向下重按为法，即为泻。对于金穴至阴、左环跳、左肾俞，以顺时针方向上顶轻按为法，即为补。

2. 肝肾不足型

（1）临床表现

腰痛以酸软为主，喜按喜揉，腿膝无力，遇劳则甚，卧则减轻，常反复发作。偏阳虚者，则少腹拘急，面色㿠白，手足不温，少气乏力，舌淡脉沉细；偏阴虚者，则心烦失眠，口燥咽干，面色潮红，手足心热，舌红少苔，脉弦细数，多属于肾虚腰痛的范围。

（2）治疗方法

补益肝肾，通脉止痛。

（3）张氏经络收放疗法

①处方

土穴（百会），金穴（膻中），木穴（气海），土穴（足三里），土穴（三阴交），木穴（血海），土穴（太白），木穴（右环跳），金穴（左环跳），金穴（左肾俞），木穴（右肾俞），水穴（命门）。

②定位

百会属督脉，位于后发际正中直上 7 寸，当头部正中线与两耳尖连线的交点处。

膻中隶属任脉，在胸部，当前正中线上，平第 4 肋间，两乳头连线的中点。

气海隶属任脉，在下腹部，前正中线上，当脐中下 1.5 寸。

足三里属足阳明胃经合穴，胃之下合穴，位于犊鼻穴下 3 寸，胫骨前嵴外一横指处。

三阴交属足太阴脾经，位于内踝尖上 3 寸，胫骨内侧面后缘。

血海属足太阴脾经，屈膝时，在髌骨内上缘上 2 寸，当股四头肌内侧头的隆起处。

太白属足太阴脾经输穴和原穴，位于第 1 跖骨小头后缘，赤白肉际凹陷处。

环跳属足少阳胆经，在股外侧部，侧卧屈股，当股骨大转子最凸点与骶管裂孔连线的外 1/3 与中 1/3 交点处。

肾俞属足太阳膀胱经，肾之背俞穴，位于第 2 腰椎棘突下，旁开 1.5 寸处。

命门属督脉，在腰部后正中线上，第 2 腰椎棘突下凹陷中。

③方义

土穴百会，属督脉，升举阳气。金穴膻中，属任脉，为心包募穴和八会穴之气会，可补一身之元气。木穴气海，属任脉，为肓之原穴，可补肾气，固先天之本。土穴足三里，属足阳明胃经合穴，胃之下合穴，可补益后天脾

胃之气血。土穴三阴交，属足太阴脾经，与足三里相配，为补中焦脾胃之要穴，以后天资先天。

木穴血海，属足太阴脾经，精血同源，使血旺则精足。土穴太白，属足太阴脾经输穴和原穴，为太阴脾之经气和元气所注之所。右木左金穴环跳，属足少阳胆经，主治腰胯疼痛。左金右木穴肾俞，属足太阳膀胱经，肾之背俞穴，为肾之经气输注之处，主治腰痛。水穴命门，属督脉，可通督脉经气，主治腰脊强痛。以上诸穴，金、木、水、土相配，以后天养先天，以先天助后天，为治肝肾不足腰痛之方。

④操作要点

木穴气海、木穴血海、木穴右环跳、木穴右肾俞、水穴命门，性质属木、属水，为放穴，施以泻法。金穴膻中、左环跳、左肾俞，性质属金，为收穴，施以补法。土穴百会，足三里，三阴交，太白，性质属土，为生长之穴，施以平补平泻法。

⑤操作方法

对于土穴百会、足三里、三阴交、太白，以左转三周、右转三周为法，力度均匀，既不上顶，也不下压，即为平补平泻。对于金穴膻中、左环跳、左肾俞，以顺时针方向上顶轻按为法，即为补。对木穴气海、木穴血海、木穴右环跳、木穴右肾俞、水穴命门，以逆时针方向向下重按为法，即为泻。

六、膝关节病

膝关节病是以膝关节及其周围组织出现疼痛、肿胀，甚至功能障碍为主要临床表现的病症，多属于中医学"筋"的病变，多属于"痹证"的范畴。如《素问·脉要精微论》曰："膝者，筋之府。屈伸不能，行则偻附，筋将惫矣。"现代中医临床多称本病为"膝痹"，是以膝部疼痛，或伴有沉重、酸软、肿胀、骨鸣、屈伸不利等为主要表现的病症。

在西医病理学上，本病包括膝关节及周围软组织病变、软骨病变、骨病变及其他疾病所致的膝关节病变。在临床上，包括膝关节脱位、膝关节错缝、髌腱断裂和伸筋装置损伤、膝关节创伤性滑膜炎、膝关节内外侧副韧带损伤、膝交叉韧带断裂、膝关节半月板损伤、髌下脂肪垫损伤、髌前滑囊炎、腘窝囊肿、膝关节骨关节炎、风湿性关节炎和类风湿性关节炎的膝关节表现、膝关节结核等。本节主要讨论伤筋所致的膝关节各种疾病。

（一）髌腱断裂和伸筋装置损伤

髌腱断裂属于中医伤科之伤筋疾病，多发于中老年以上的膝关节且伴有新赘生物或劳损的患者，或者已经发生退行性病变的关节。生理上，髌腱属于伸筋装置的组成部分，由股四头肌延展而来，临床上常将髌腱断裂和伸筋装置损伤合并辨证论治。

1. 临床表现

遭受暴力或在运动的过程中突然发生膝关节或损伤部位的疼痛，伤膝在疼痛发生的一瞬间即有无力感。症见膝部或损伤部疼痛、肿胀，股四头肌腱膜或髌腱部有局限性压痛和功能障碍。

体格检查见膝关节伸膝运动无力。如果在伸膝运动中给予小腿部以力量或阻力以抵抗伸膝运动，若膝关节不能伸直或有剧烈的疼痛反应，即是伸膝抗阻力试验阳性。髌腱或股四头肌肌腱断裂者由于近侧端的回缩，可触到有似小结节的感觉，即中医称的"筋结"。断裂束的上方有条索样的感觉即"筋僵"，而断处又有空虚感。尤其发生在髌骨表面时，因腱膜、腱纤维断裂的收缩，用指横向触诊，可感觉到腱膜表面不平整。

2. 治疗方法

解除痉挛，消肿止痛。

3. 张氏经络收放疗法

张氏经络收放疗法具有解除痉挛，消肿镇痛，理筋正骨，滑利关节和分离粘连的作用，主要用于肌腱或肌肉纤维断裂在4周后肿胀消退期，亦可结合其他手法，通过将筋结推展、抚平的方式，来促进膝关节功能的早日恢复。

（1）处方

木穴（梁丘），木穴（血海），水穴（犊鼻），金穴（鹤顶），土穴（太冲），水穴（申脉），土穴（三阴交），火穴（解溪），土穴（阳陵泉），水穴（阴陵泉），土穴（足三里），木穴（膝关），土穴（伏兔），金穴（委阳），土穴（委中）。

（2）定位

梁丘在屈膝位，髂前上棘与髌骨外上缘连线上，髌骨外上缘上 2 寸处，为足阳明胃经郄穴。

血海在屈膝位，施术者以左手掌心按于患者右膝髌骨上缘，食指、中指、无名指、小指向上伸直，拇指约呈 45° 斜置，拇指尖下是穴，属足太阴脾经。

犊鼻又名外膝眼，在髌韧带外侧凹陷中，属足阳明胃经。

鹤顶在膝上部，髌底的中点上方凹陷处，为经外奇穴。

太冲位于足背第 1、第 2 跖骨结合部之前凹陷中，为足厥阴肝经输穴和原穴。

申脉位于外踝直下方凹陷中，属足太阳膀胱经穴，为八脉交会穴之一，通于阳跷脉。

三阴交位于内踝尖上 3 寸，胫骨内侧面后缘，属足太阴脾经穴，与足厥阴肝经和足少阴肾经交于此穴。

解溪位于足背踝关节横纹中央凹陷处，当姆长伸肌腱与趾长伸肌腱之间，为足阳明胃经穴。

阳陵泉位于腓骨小头前下方凹陷中，为足少阳胆经合穴、胆之下合穴、八会穴之筋会。

阴陵泉位于胫骨内侧髁下方凹陷处，为足太阴脾经合穴。

足三里位于犊鼻穴即外膝眼下 3 寸，胫骨前嵴外一横指处，为足阳明胃经合穴、胃之下合穴。

膝关位于胫骨内上髁后下方，阴陵泉穴后 1 寸处，属足厥阴肝经。

伏兔在髂前上棘与髌骨外上缘连线上，髌骨外上缘上 6 寸处，为足阳明胃经穴。

委阳位于腘横纹外侧端，当股二头肌腱的内侧，属足太阳膀胱经穴，为三焦下合穴。

委中位于腘横纹中点，当股二头肌腱与半腱肌肌腱的中间处，属足太阳膀胱经合穴、膀胱下合穴。

（3）方义

木穴梁丘、水穴犊鼻属足阳明胃经穴，且梁丘为胃经郄穴，二穴主治膝肿痛，下肢麻痹不遂，屈伸不利之症，用泻法以疏通足阳明经气。木穴血海、水穴阴陵泉，属足太阴脾经，且阴陵泉为足太阴脾经合穴，主治膝痛。血海具有活血作用，用泻法以活血止痛。木穴膝关，属足厥阴肝经，主治膝髌肿痛，下肢痿痹。水穴申脉属足太阳膀胱经穴，为八脉交会穴之一，通于阳跷脉，用泻法可治腰腿酸痛。

土穴太冲，为足厥阴肝经输穴和原穴，用平补平泻法，可激发本经元气，主治下肢痿痹，足跗肿痛。土穴三阴交，属足太阴脾经穴，用平补平泻法，可平补肝、脾、肾之阴，主治下肢痿痹。土穴阳陵泉，为足少阳胆经合穴、胆之下合穴、八会穴之筋会，用平补平泻法，为治疗膝关节病的要穴，可治疗膝肿痛，下肢痿痹麻木。土穴足三里为足阳明胃经合穴、胃之下合穴，用平补平泻法，可振奋阳明经气，益气血生化之源，具有益气、活血、止痛之功，主治下肢痿痹。

土穴伏兔为足阳明胃经穴，用平补平泻法，主治下肢痿痹，腰痛膝冷。土穴委中属足太阳膀胱经合穴、膀胱下合穴，用平补平泻法，主治腰背痛，下肢痿痹。金穴鹤顶为经外奇穴，用补法，可治膝痛、足胫无力。金穴委阳属足太阳膀胱经穴，为三焦下合穴，用补法，可治腰脊强痛，腿足挛痛。火穴解溪为足阳明胃经穴，用补法，可治下肢痿痹，踝关节病。以上诸穴相配，补泻结合，具有益气养血、活血止痛之功，故为治疗膝关节病的主要穴位。

（4）操作要点

木穴梁丘、水穴犊鼻、木穴血海、水穴阴陵泉、木穴膝关、水穴申脉，性质属木、属水，为放穴，故施以泻法，以疏通各经气血。土穴太冲、三阴交、阳陵泉、足三里、伏兔、委中，性质属土，施以平补平泻法，以滋助气血。金穴鹤顶、金穴委阳、火穴解溪，性质属金、属火，施以补法，以补气养血，通络止痛。

（5）操作方法

对于土穴太冲、三阴交、阳陵泉、足三里、伏兔、委中，以左转三周、右转三周为法，力度均匀，既不上顶，也不下压，即为平补平泻。对于金穴鹤顶、金穴委阳、火穴解溪，以顺时针方向上顶轻按为法，即为补。对于木穴梁丘、水穴犊鼻、木穴血海、水穴阴陵泉、木穴膝关、水穴申脉，以逆时针方向向下重按为法，即为泻。

（二）膝关节创伤性滑膜炎

膝关节创伤性滑膜炎是以膝关节充血、积液为主要临床表现的疾病，中医学属"痹证"范畴，分为急性创伤性和慢性劳损性炎症两种。急性创伤性滑膜炎多为关节积血，多由经脉损伤，气滞血瘀所致，以损伤部位出血为主要临床表现。慢性滑膜炎女性多见，肥胖者更为多见。

1. 临床表现

急性损伤表现为膝关节有血肿，血肿多在伤后即时或之后 1~2 小时内发生，膝及小腿部有大面积的瘀血斑。慢性劳损或损伤性膝关节滑膜炎，为急性滑膜炎处理不当所致，多为两腿沉重不适，膝部伸屈困难，但被动运动无明显障碍，疼痛不剧烈，局部无红热现象，或伴有膝内翻、膝外翻或其他膝部畸形，或有膝关节骨质增生等。

2. 治疗方法

对于慢性滑膜炎，要针对病因进行治疗，尤其是慢性损伤引起的膝滑膜炎，要避免损伤或重复损伤机制的运动。若是运动员，要适当减轻或停止训练。

3. 张氏经络收放疗法

（1）处方

木穴（梁丘），木穴（血海），水穴（犊鼻），金穴（鹤顶），土穴（太冲），水穴（申脉），土穴（三阴交），火穴（解溪），土穴（阳陵泉），水穴（阴陵泉），土穴（足三里），木穴（膝关），土穴（伏兔），金穴（委阳），土穴（委中）。

（2）定位

梁丘在屈膝位，髂前上棘与髌骨外上缘连线上，髌骨外上缘上2寸处，为足阳明经郄穴。

血海在屈膝位，施术者以左手掌心按于患者右膝髌骨上缘，食指、中指、无名指、小指向上伸直，拇指约呈45°斜置，拇指尖下是穴，属足太阴脾经。

犊鼻又名外膝眼，在髌韧带外侧凹陷中，属足阳明胃经。

鹤顶在膝上部，髌底的中点上方凹陷处，为经外奇穴。

太冲位于足背第1、第2跖骨结合部之前凹陷中，为足厥阴肝经输穴和原穴。

申脉位于外踝直下方凹陷中，属足太阳膀胱经穴，为八脉交会穴之一，通于阳跷脉。

三阴交位于内踝尖上3寸，胫骨内侧面后缘，属足太阴脾经穴，与足厥阴肝经和足少阴肾经交于此穴。

解溪位于足背踝关节横纹中央凹陷处，当踇长伸肌腱与趾长伸肌腱之间，为足阳明胃经穴。

阳陵泉位于腓骨小头前下方凹陷中，为足少阳胆经合穴、胆之下合穴、八会穴之筋会。

阴陵泉位于胫骨内侧髁下方凹陷处，为足太阴脾经合穴。

足三里位于犊鼻穴即外膝眼下3寸，胫骨前嵴外一横指处，为足阳明胃经合穴、胃之下合穴。

膝关位于胫骨内上髁后下方，阴陵泉穴后1寸处，属足厥阴肝经。

伏兔在髂前上棘与髌骨外上缘连线上，髌骨外上缘上6寸处，为足阳明胃经穴。

委阳位于腘横纹外侧端，当股二头肌腱的内侧，属足太阳膀胱经穴，为三焦下合穴。

委中位于腘横纹中点，当股二头肌腱与半腱肌肌腱的中间处，属足太阳膀胱经合穴、膀胱下合穴。

（3）方义

木穴梁丘、水穴犊鼻属足阳明胃经穴，且梁丘为胃经郄穴，二穴主治膝肿痛，下肢麻痹不遂，屈伸不利之症，用泻法以疏通足阳明经气。木穴血海、水穴阴陵泉，属足太阴脾经，且阴陵泉为足太阴脾经合穴，主治膝痛。血海具有活血作用，用泻法以活血止痛。木穴膝关，属足厥阴肝经，主治膝髌肿痛，下肢痿痹。水穴申脉属足太阳膀胱经穴，为八脉交会穴之一，通于阳跷脉，用泻法可治腰腿酸痛。

土穴太冲，为足厥阴肝经输穴和原穴，用平补平泻法，可激发本经元气，主治下肢痿痹，足跗肿痛。土穴三阴交，属足太阴脾经穴，用平补平泻法，可平补肝、脾、肾之阴，主治下肢痿痹。土穴阳陵泉，为足少阳胆经合穴、胆之下合穴、八会穴之筋会，用平补平泻法，为治疗膝关节病的要穴，可治疗膝肿痛，下肢痿痹麻木。土穴足三里为足阳明胃经合穴、胃之下合穴，用平补平泻法，可振奋阳明经气，益气血生化之源，具有益气、活血、止痛之功，主治下肢痿痹。

土穴伏兔为足阳明胃经穴，用平补平泻法，主治下肢痿痹，腰痛膝冷。土穴委中属足太阳膀胱经合穴、膀胱下合穴，用平补平泻法，主治腰背痛，下肢痿痹。金穴鹤顶为经外奇穴，用补法，可治膝痛、足胫无力。金穴委阳属足太阳膀胱经穴，为三焦下合穴，用补法，可治腰脊强痛，腿足挛痛。火穴解溪为足阳明胃经穴，用补法，可治下肢痿痹，踝关节病。以上诸穴相配，补泻结合，具有益气养血、活血止痛之功，故为治疗膝关节病的主要穴位。

（4）操作要点

木穴梁丘、水穴犊鼻、木穴血海、水穴阴陵泉、木穴膝关、水穴申脉，性质属木、属水，为放穴，故施以泻法，以疏通各经气血。土穴太冲、三阴交、阳陵泉、足三里、伏兔、委中，性质属土，施以平补平泻法，以滋助气血。金穴鹤顶、金穴委阳、火穴解溪，性质属金、属火，施以补法，以补气养血，通络止痛。

（5）操作方法

对于土穴太冲、三阴交、阳陵泉、足三里、伏兔、委中，以左转三周、右转三周为法，力度均匀，既不上顶，也不下压，即为平补平泻。对于金穴鹤顶、金穴委阳、火穴解溪，以顺时针方向上顶轻按为法，即为补。对于木穴梁丘、水穴犊鼻、木穴血海、水穴阴陵泉、木穴膝关、水穴申脉，以逆时针方向向下重按为法，即为泻。

（三）膝关节内外侧副韧带损伤

中医学称膝关节为"膝骺"，是人体行走、站立之主要负重之骺，骨骺为筋之会，而膝骺有筋之府之称，可见筋在膝骺的构成中是极为重要。膝骺之内、外侧副韧带在维持、保护膝骺的稳定性，以及促进膝的屈伸运动等方面起着重要的作用。膝部伤筋以侧副韧带为多见，侧副韧带中又以内侧副韧带损伤最为多见。

1. 临床表现

膝关节内侧韧带损伤后，膝关节成半屈曲位，即135°位。主动或被动活动都不能伸直或屈曲，关节局部肿胀，皮下瘀血，继而出现广泛性的膝及膝下部位的瘀斑，膝内侧压痛明显，小腿外展时其痛加重。若是韧带断裂伤，在关节间隙可以触及筋之凹陷处及两端筋挛之结节；合并半月板损伤者，膝部出现交锁痛；合并半月板和前交叉韧带或胫骨棘的撕脱骨折伤者，为膝部严重的损伤，称为"膝关节三联症"。膝部血肿严重，抽出膝关节瘀血中常有脂肪球。晚期出现关节不稳定，膝关节积液、交锁现象，及股四头肌萎缩现象等。

膝关节外侧韧带损伤，局部疼痛肿胀，一般病情较内侧损伤轻，如关节囊不破裂，则不出现关节积血。一般外侧韧带损伤不合并外侧半月板损伤，而易合并腓总神经损伤，临床可见足下垂及小腿外侧下 1/3 及足背外侧面的感觉障碍等。

2. 治疗方法

张氏经络收放疗法主要用于损伤较轻患者的治疗，或者损伤后期通过收放疗法以阻止肌肉粘连。

3. 张氏经络收放疗法

（1）处方

木穴（梁丘），木穴（血海），水穴（犊鼻），金穴（鹤顶），土穴（太冲），水穴（申脉），土穴（三阴交），火穴（解溪），土穴（阳陵泉），水穴（阴陵泉），土穴（足三里），木穴（膝关），土穴（伏兔），金穴（委阳），土穴（委中）。

（2）定位

梁丘在屈膝位，髂前上棘与髌骨外上缘连线上，髌骨外上缘上2寸处，为足阳明经郄穴。

血海在屈膝位，施术者以左手掌心按于患者右膝髌骨上缘，食指、中指、无名指、小指向上伸直，拇指约呈45°斜置，拇指尖下是穴，属足太阴脾经。

犊鼻又名外膝眼，在髌韧带外侧凹陷中，属足阳明胃经。

鹤顶在膝上部，髌底的中点上方凹陷处，为经外奇穴。

太冲位于足背第1、第2跖骨结合部之前凹陷中，为足厥阴肝经输穴和原穴。

申脉位于外踝直下方凹陷中，属足太阳膀胱经穴，为八脉交会穴之一，通于阳跷脉。

三阴交位于内踝尖上3寸，胫骨内侧面后缘，属足太阴脾经穴，与足厥阴肝经和足少阴肾经交于此穴。

解溪位于足背踝关节横纹中央凹陷处，当姆长伸肌腱与趾长伸肌腱之间，为足阳明胃经穴。

阳陵泉位于腓骨小头前下方凹陷中，为足少阳胆经合穴、胆之下合穴、八会穴之筋会。

阴陵泉位于胫骨内侧髁下方凹陷处，为足太阴脾经合穴。

足三里位于犊鼻穴即外膝眼下 3 寸，胫骨前嵴外一横指处，为足阳明胃经合穴、胃之下合穴。

膝关位于胫骨内上髁后下方，阴陵泉穴后 1 寸处，属足厥阴肝经。

伏兔在髂前上棘与髌骨外上缘连线上，髌骨外上缘上 6 寸处，为足阳明胃经穴。

委阳位于腘横纹外侧端，当股二头肌腱的内侧，属足太阳膀胱经穴，为三焦下合穴。

委中位于腘横纹中点，当股二头肌腱与半腱肌肌腱的中间处，属足太阳膀胱经合穴、膀胱下合穴。

（3）方义

木穴梁丘、水穴犊鼻属足阳明胃经穴，且梁丘为胃经郄穴，二穴主治膝肿痛，下肢麻痹不遂，屈伸不利之症，用泻法以疏通足阳明经气。木穴血海、水穴阴陵泉，属足太阴脾经，且阴陵泉为足太阴脾经合穴，主治膝痛。血海具有活血作用，用泻法以活血止痛。木穴膝关，属足厥阴肝经，主治膝髌肿痛，下肢痿痹。水穴申脉属足太阳膀胱经穴，为八脉交会穴之一，通于阳跷脉，用泻法可治腰腿酸痛。

土穴太冲，为足厥阴肝经输穴和原穴，用平补平泻法，可激发本经元气，主治下肢痿痹，足跗肿痛。土穴三阴交，属足太阴脾经穴，用平补平泻法，可平补肝、脾、肾之阴，主治下肢痿痹。土穴阳陵泉，为足少阳胆经合穴、胆之下合穴、八会穴之筋会，用平补平泻法，为治疗膝关节病的要穴，可治疗膝肿痛，下肢痿痹麻木。土穴足三里为足阳明胃经合穴、胃之下合穴，用平补平泻法，可振奋阳明经气，益气血生化之源，具有益气、活血、止痛之功，主治下肢痿痹。

土穴伏兔为足阳明胃经穴，用平补平泻法，主治下肢痿痹，腰痛膝冷。土穴委中属足太阳膀胱经合穴、膀胱下合穴，用平补平泻法，主治腰背痛，下肢痿痹。金穴鹤顶为经外奇穴，用补法，可治膝痛、足胫无力。金穴委阳属足太阳膀胱经穴，为三焦下合穴，用补法，可治腰脊强痛，腿足挛痛。火穴解溪为足阳明胃经穴，用补法，可治下肢痿痹，踝关节病。以上诸穴相配，补泻结合，具有益气养血、活血止痛之功，故为治疗膝关节病的主要穴位。

（4）操作要点

木穴梁丘、水穴犊鼻、木穴血海、水穴阴陵泉、木穴膝关、水穴申脉，性质属木、属水，为放穴，故施以泻法，以疏通各经气血。土穴太冲、三阴交、阳陵泉、足三里、伏兔、委中，性质属土，施以平补平泻法，以滋助气血。金穴鹤顶、金穴委阳、火穴解溪，性质属金、属火，施以补法，以补气养血，通络止痛。

（5）操作方法

对于土穴太冲、三阴交、阳陵泉、足三里、伏兔、委中，以左转三周、右转三周为法，力度均匀，既不上顶，也不下压，即为平补平泻。对于金穴鹤顶、金穴委阳、火穴解溪，以顺时针方向上顶轻按为法，即为补。对于木穴梁丘、水穴犊鼻、木穴血海、水穴阴陵泉、木穴膝关、水穴申脉，以逆时针方向向下重按为法，即为泻。

（四）膝交叉韧带断裂

膝交叉韧带包括前交叉韧带和后交叉韧带两条，相当于中医学骨骺的"内连筋"，即组成关节上下两端的连接之筋。交叉韧带深居于关节内，周围有其他韧带和肌腱保护，故不易单独受伤，往往为合并损伤。在临床上，前交叉韧带的损伤远多于后交叉韧带，如膝受外展力的作用引起内侧韧带断裂，合并前交叉韧带断裂；或腿处于伸直位，暴力使胫骨向前滑脱和股骨向后滑脱的损伤，都可引起前交叉韧带的损伤或断裂。后交叉韧带损伤多在屈膝位胫骨被猛力向后推时，可能造成后交叉韧带的损伤有时合并膝后脱位，交叉韧带断裂多在起止点，或起止点的撕脱骨折，在中间部位断裂的较少见。

1.临床表现

交叉韧带的损伤常是复合损伤中的一部分，有明显的外伤史，一般伤后立即感觉关节有错动感、组织有撕裂感及疼痛，关节内积血，伴有功能障碍。

2. 治疗方法

一般怀疑有交叉韧带损伤断裂时，首先必须进行保守治疗，用石膏托固定膝关节于 140°~150° 位，使韧带处于松弛状态，以便修复，同时进行股部肌肉的锻炼，若是单纯的韧带损伤断裂者，可以保守治疗，一般不影响生活、工作。张氏经络收放疗法可用于促进该病膝关节功能的恢复。

3. 张氏经络收放疗法

（1）处方

木穴（梁丘），木穴（血海），水穴（犊鼻），金穴（鹤顶），土穴（太冲），水穴（申脉），土穴（三阴交），火穴（解溪），土穴（阳陵泉），水穴（阴陵泉），土穴（足三里），木穴（膝关），土穴（伏兔），金穴（委阳），土穴（委中）。

（2）定位

梁丘在屈膝位，髂前上棘与髌骨外上缘连线上，髌骨外上缘上 2 寸处，为足阳明经郄穴。

血海在屈膝位，施术者以左手掌心按于患者右膝髌骨上缘，食指、中指、无名指、小指向上伸直，拇指约呈 45° 斜置，拇指尖下是穴，属足太阴脾经。

犊鼻又名外膝眼，在髌韧带外侧凹陷中，属足阳明胃经。

鹤顶在膝上部，髌底的中点上方凹陷处，为经外奇穴。

太冲位于足背第 1、第 1 跖骨结合部之前凹陷中，为足厥阴肝经输穴和原穴。

申脉位于外踝直下方凹陷中，属足太阳膀胱经穴，为八脉交会穴之一，通于阳跷脉。

三阴交位于内踝尖上 3 寸，胫骨内侧面后缘，属足太阴脾经穴，与足厥阴肝经和足少阴肾经交于此穴。

解溪位于足背踝关节横纹中央凹陷处，当拇长伸肌腱与趾长伸肌腱之间，为足阳明胃经穴。

阳陵泉位于腓骨小头前下方凹陷中，为足少阳胆经合穴、胆之下合穴、八会穴之筋会。

阴陵泉位于胫骨内侧髁下方凹陷处，为足太阴脾经合穴。

足三里位于犊鼻穴即外膝眼下 3 寸，胫骨前嵴外一横指处，为足阳明胃经合穴、胃之下合穴。

膝关位于胫骨内上髁后下方，阴陵泉穴后 1 寸处，属足厥阴肝经。

伏兔在髂前上棘与髌骨外上缘连线上，髌骨外上缘上 6 寸处，为足阳明胃经穴。

委阳位于腘横纹外侧端，当股二头肌腱的内侧，属足太阳膀胱经穴，为三焦下合穴。

委中位于腘横纹中点，当股二头肌腱与半腱肌肌腱的中间处，属足太阳膀胱经合穴、膀胱下合穴。

（3）方义

木穴梁丘、水穴犊鼻属足阳明胃经穴，且梁丘为胃经郄穴，二穴主治膝肿痛，下肢麻痹不遂，屈伸不利之症，用泻法以疏通足阳明经气。木穴血海、水穴阴陵泉，属足太阴脾经，且阴陵泉为足太阴脾经合穴，主治膝痛。血海具有活血作用，用泻法以活血止痛。木穴膝关，属足厥阴肝经，主治膝髌肿痛，下肢痿痹。水穴申脉属足太阳膀胱经穴，为八脉交会穴之一，通于阳跷脉，用泻法可治腰腿酸痛。

土穴太冲，为足厥阴肝经输穴和原穴，用平补平泻法，可激发本经元气，主治下肢痿痹，足跗肿痛。土穴三阴交，属足太阴脾经穴，用平补平泻法，可平补肝、脾、肾之阴，主治下肢痿痹。土穴阳陵泉，为足少阳胆经合穴、胆之下合穴、八会穴之筋会，用平补平泻法，为治疗膝关节病的要穴，可治疗膝肿痛，下肢痿痹麻木。土穴足三里为足阳明胃经合穴、胃之下合穴，用平补平泻法，可振奋阳明经气，益气血生化之源，具有益气、活血、止痛之功，主治下肢痿痹。

土穴伏兔为足阳明胃经穴，用平补平泻法，主治下肢痿痹，腰痛膝冷。土穴委中属足太阳膀胱经合穴、膀胱下合穴，用平补平泻法，主治腰背痛，下肢痿痹。金穴鹤顶为经外奇穴，用补法，可治膝痛、足胫无力。金穴委阳属足太阳膀胱经穴，为三焦下合穴，用补法，可治腰脊强痛，腿足挛痛。火穴解溪为足阳明胃经穴，用补法，可治下肢痿痹，踝关节病。以上诸穴相配，补泻结合，具有益气养血、活血止痛之功，故为治疗膝关节病的主要穴位。

（4）操作要点

木穴梁丘、水穴犊鼻、木穴血海、水穴阴陵泉、木穴膝关、水穴申脉，性质属木、属水，为放穴，故施以泻法，以疏通各经气血。土穴太冲、三阴交、阳陵泉、足三里、伏兔、委中，性质属土，施以平补平泻法，以滋助气血。金穴鹤顶、金穴委阳、火穴解溪，性质属金、属火，施以补法，以补气养血，通络止痛。

（5）操作方法

对于土穴太冲、三阴交、阳陵泉、足三里、伏兔、委中，以左转三周、右转三周为法，力度均匀，既不上顶，也不下压，即为平补平泻。对于金穴鹤顶、金穴委阳、火穴解溪，以顺时针方向上顶轻按为法，即为补。对于木穴梁丘、水穴犊鼻、木穴血海、水穴阴陵泉、木穴膝关、水穴申脉，以逆时针方向向下重按为法，即为泻。

（五）半月板损伤

半月板的内缘薄而外缘厚，起着加深关节，增加稳定性和接触面的作用，同时，半月板深入关节内，分隔于关节面，有缓和关节的冲力，减轻关节的相互磨损，均匀分布关节液的作用，类似于中医学的"吞口筋"。正常情况下的半月板是紧黏合在胫骨平台的关节面上，膝关节在运动的过程中是不移动的，只有在膝关节屈曲135°位时，关节做内旋或外旋运动，半月板才有轻微的移动，为半月板在这一体位上容易受伤的主要原因。如篮球运动员在转身跳跃投篮时，旋转动作在一瞬间完成，具有强大的爆发力，易使半月板损伤。长期的蹲位劳作，易使半月板后角损伤。另外，由于半月板的血管分布较少，血液流通差，除边缘性的损伤有部分可获得自愈外，其他部分损伤一般不容易修复。

1. 临床表现

半月板损伤的临床表现主要有疼痛、肿胀、响音和交锁现象。疼痛局限于膝关节内、外侧，影响膝关节的屈伸运动。肿胀出现于伤后几小时内，关节肿胀显著，后期肿胀不明显。

损伤当时可出现清脆的关节响声，如指弹墙声。慢性期膝关节伸屈时有响声，而且患者可自己做出。响声必须伴有关节疼感或交锁症状，如果不伴有疼痛或交锁无固定的角度，则不一定是半月板损伤。

交锁现象，即患者走路时，膝关节突然被"卡住"，膝置于某一固定体位，既不能伸直，又不能屈曲。交锁的同时，关节有酸疼感即为膝关节交锁现象。如将膝关节稍微屈伸活动，有时可发生响音，此后交锁自解。交锁现象可以反复出现，且患者可自动做出，每次发作，膝关节都在同一体位上。

2. 治疗方法

半月板软骨撕裂的治疗，要首先了解半月板的解剖损伤情况，半月板本身并无血管损伤不宜修复，但是半月板的边缘部分通常有较好的血液供应，有一定的愈合能力。运用张氏经络收放疗法可以促进该病的恢复。

3. 张氏经络收放疗法

（1）处方

木穴（梁丘），木穴（血海），水穴（犊鼻），金穴（鹤顶），土穴（太冲），水穴（申脉），土穴（三阴交），火穴（解溪），土穴（阳陵泉），水穴（阴陵泉），土穴（足三里），木穴（膝关），土穴（伏兔），金穴（委阳），土穴（委中）。

（2）定位

梁丘在屈膝位，髂前上棘与髌骨外上缘连线上，髌骨外上缘上2寸处，为足阳明经郄穴。

血海在屈膝位，施术者以左手掌心按于患者右膝髌骨上缘，食指、中指、无名指、小指向上伸直，拇指约呈 45° 斜置，拇指尖下是穴，属足太阴脾经。

犊鼻又名外膝眼，在髌韧带外侧凹陷中，属足阳明胃经。

鹤顶在膝上部，髌底的中点上方凹陷处，为经外奇穴。

太冲位于足背第 1、第 2 跖骨结合部之前凹陷中，为足厥阴肝经输穴和原穴。

申脉位于外踝直下方凹陷中，属足太阳膀胱经穴，为八脉交会穴之一，通于阳跷脉。

三阴交位于内踝尖上 3 寸，胫骨内侧面后缘，属足太阴脾经穴，与足厥阴肝经和足少阴肾经交于此穴。

解溪位于足背踝关节横纹中央凹陷处，当姆长伸肌腱与趾长伸肌腱之间，为足阳明胃经穴。

阳陵泉位于腓骨小头前下方凹陷中，为足少阳胆经合穴、胆之下合穴、八会穴之筋会。

阴陵泉位于胫骨内侧髁下方凹陷处，为足太阴脾经合穴。

足三里位于犊鼻穴即外膝眼下 3 寸，胫骨前嵴外一横指处，为足阳明胃经合穴、胃之下合穴。

膝关位于胫骨内上髁后下方，阴陵泉穴后 1 寸处，属足厥阴肝经。

伏兔在髂前上棘与髌骨外上缘连线上，髌骨外上缘上 6 寸处，为足阳明胃经穴。

委阳位于腘横纹外侧端，当股二头肌腱的内侧，属足太阳膀胱经穴，为三焦下合穴。

委中位于腘横纹中点，当股二头肌腱与半腱肌肌腱的中间处，属足太阳膀胱经合穴、膀胱下合穴。

（3）方义

木穴梁丘、水穴犊鼻属足阳明胃经穴，且梁丘为胃经郄穴，二穴主治膝肿痛，下肢麻痹不遂，屈伸不利之症，用泻法以疏通足阳明经气。木穴血海、水穴阴陵泉，属足太阴脾经，且阴陵泉为足太阴脾经合穴，主治膝痛。血海具有活血作用，用泻法以活血止痛。木穴膝关，属足厥阴肝经，主治膝髌肿痛，下肢痿痹。水穴申脉属足太阳膀胱经穴，为八脉交会穴之一，通于阳跷脉，用泻法可治腰腿酸痛。

土穴太冲，为足厥阴肝经输穴和原穴，用平补平泻法，可激发本经元气，主治下肢痿痹，足跗肿痛。土穴三阴交，属足太阴脾经穴，用平补平泻法，可平补肝、脾、肾之阴，主治下肢痿痹。土穴阳陵泉，为足少阳胆经合穴、胆之下合穴、八会穴之筋会，用平补平泻法，为治疗膝关节病的要穴，可治疗膝肿痛，下肢痿痹麻木。土穴足三里为足阳明胃经合穴、胃之下合穴，用平补平泻法，可振奋阳明经气，益气血生化之源，具有益气、活血、止痛之功，主治下肢痿痹。

土穴伏兔为足阳明胃经穴，用平补平泻法，主治下肢痿痹，腰痛膝冷。土穴委中属足太阳膀胱经合穴、膀胱下合穴，用平补平泻法，主治腰背痛，下肢痿痹。金穴鹤顶为经外奇穴，用补法，可治膝痛、足胫无力。金穴委阳属足太阳膀胱经穴，为三焦下合穴，用补法，可治腰脊强痛，腿足挛痛。火穴解溪为足阳明胃经穴，用补法，可治下肢痿痹，踝关节病。以上诸穴相配，补泻结合，具有益气养血、活血止痛之功，故为治疗膝关节病的主要穴位。

（4）操作要点

木穴梁丘、水穴犊鼻、木穴血海、水穴阴陵泉、木穴膝关、水穴申脉，性质属木、属水，为放穴，故施以泻法，以疏通各经气血。土穴太冲、三阴交、阳陵泉、足三里、伏兔、委中，性质属土，施以平补平泻法，以滋助气血。金穴鹤顶、金穴委阳、火穴解溪，性质属金、属火，施以补法，以补气养血，通络止痛。

（5）操作方法

对于土穴太冲、三阴交、阳陵泉、足三里、伏兔、委中，以左转三周、右转三周为法，力度均匀，既不上顶，也不下压，即为平补平泻。对于金穴鹤顶、金穴委阳、火穴解溪，以顺时针方向上顶轻按为法，即为补。对于木穴梁丘、水穴犊鼻、木穴血海、水穴阴陵泉、木穴膝关、水穴申脉，以逆时针方向向下重按为法，即为泻。

（六）髌下脂肪垫损伤

髌下脂肪垫损伤多因反复的膝关节挫、碰、扭引起，伤后发生水肿，逐渐表现为脂肪垫增厚、疼痛和肿胀。这种损伤多见于运动员及膝关节运动较多的人，女性发病率高于男性，属于中医学"痹症"的范畴。

1. 临床表现

患者站立或运动时膝关节过伸，发生酸疼无力，髌韧带及其两膝眼的部位肿胀、膨隆，有压痛感。

2. 治疗方法

可运用张氏经络收放疗法配合药物等其他疗法，达到活血散结，消肿止痛，从而治疗本病的目的。

3. 张氏经络收放疗法

（1）处方

木穴（梁丘），木穴（血海），水穴（犊鼻），金穴（鹤顶），土穴（太冲），水穴（申脉），土穴（三阴交），火穴（解溪），土穴（阳陵泉），水穴（阴陵泉），土穴（足三里），木穴（膝关），土穴（伏兔），金穴（委阳），土穴（委中）。

（2）定位

梁丘在屈膝位，髂前上棘与髌骨外上缘连线上，髌骨外上缘上2寸处，为足阳明经郄穴。

血海在屈膝位，施术者以左手掌心按于患者右膝髌骨上缘，食指、中指、无名指、小指向上伸直，拇指约呈45°斜置，拇指尖下是穴，属足太阴脾经。

犊鼻又名外膝眼，在髌韧带外侧凹陷中，属足阳明胃经。

鹤顶在膝上部，髌底的中点上方凹陷处，为经外奇穴。

太冲位于足背第1、第2跖骨结合部之前凹陷中，为足厥阴肝经输穴和原穴。

申脉位于外踝直下方凹陷中，属足太阳膀胱经穴，为八脉交会穴之一，通于阳跷脉。

三阴交位于内踝尖上 3 寸，胫骨内侧面后缘，属足太阴脾经穴，与足厥阴肝经和足少阴肾经交于此穴。

解溪位于足背踝关节横纹中央凹陷处，当蹰长伸肌腱与趾长伸肌腱之间，为足阳明胃经穴。

阳陵泉位于腓骨小头前下方凹陷中，为足少阳胆经合穴、胆之下合穴、八会穴之筋会。

阴陵泉位于胫骨内侧髁下方凹陷处，为足太阴脾经合穴。

足三里位于犊鼻穴即外膝眼下 3 寸，胫骨前嵴外一横指处，为足阳明胃经合穴、胃之下合穴。

膝关位于胫骨内上髁后下方，阴陵泉穴后 1 寸处，属足厥阴肝经。

伏兔在髂前上棘与髌骨外上缘连线上，髌骨外上缘上 6 寸处，为足阳明胃经穴。

委阳位于腘横纹外侧端，当股二头肌腱的内侧，属足太阳膀胱经穴，为三焦下合穴。

委中位于腘横纹中点，当股二头肌腱与半腱肌肌腱的中间处，属足太阳膀胱经合穴、膀胱下合穴。

（3）方义

木穴梁丘、水穴犊鼻属足阳明胃经穴，且梁丘为胃经郄穴，二穴主治膝肿痛，下肢麻痹不遂，屈伸不利之症，用泻法以疏通足阳明经气。木穴血海、水穴阴陵泉，属足太阴脾经，且阴陵泉为足太阴脾经合穴，主治膝痛。血海具有活血作用，用泻法以活血止痛。木穴膝关，属足厥阴肝经，主治膝髌肿痛，下肢痿痹。水穴申脉属足太阳膀胱经穴，为八脉交会穴之一，通于阳跷脉，用泻法可治腰腿酸痛。

土穴太冲，为足厥阴肝经输穴和原穴，用平补平泻法，可激发本经元气，主治下肢痿痹，足跗肿痛。土穴三阴交，属足太阴脾经穴，用平补平泻法，可平补肝、脾、肾之阴，主治下肢痿痹。土穴阳陵泉，为足少阳胆经合穴、胆之下合穴、八会穴之筋会，用平补平泻法，为治疗膝关节病的要穴，可治疗膝肿痛，下肢痿痹麻木。土穴足三里为足阳明胃经合穴、胃之下合穴，用平补平泻法，可振奋阳明经气，益气血生化之源，具有益气、活血、止痛之功，主治下肢痿痹。

土穴伏兔为足阳明胃经穴，用平补平泻法，主治下肢痿痹，腰痛膝冷。土穴委中属足太阳膀胱经合穴、膀胱下合穴，用平补平泻法，主治腰背痛，下肢痿痹。金穴鹤顶为经外奇穴，用补法，可治膝痛、足胫无力。金穴委阳属足太阳膀胱经穴，为三焦下合穴，用补法，可治腰脊强痛，腿足挛痛。火穴解溪为足阳明胃经穴，用补法，可治下肢痿痹，踝关节病。以上诸穴相配，补泻结合，具有益气养血、活血止痛之功，故为治疗膝关节病的主要穴位。

（4）操作要点

木穴梁丘、水穴犊鼻、木穴血海、水穴阴陵泉、木穴膝关、水穴申脉，性质属木、属水，为放穴，故施以泻法，以疏通各经气血。土穴太冲、三阴交、阳陵泉、足三里、伏兔、委中，性质属土，施以平补平泻法，以滋助气血。金穴鹤顶、金穴委阳、火穴解溪，性质属金、属火，施以补法，以补气养血，通络止痛。

（5）操作方法

对于土穴太冲、三阴交、阳陵泉、足三里、伏兔、委中，以左转三周、右转三周为法，力度均匀，既不上顶，也不下压，即为平补平泻。对于金穴鹤顶、金穴委阳、火穴解溪，以顺时针方向上顶轻按为法，即为补。对于木穴梁丘、水穴犊鼻、木穴血海、水穴阴陵泉、木穴膝关、水穴申脉，以逆时针方向向下重按为法，即为泻。

（七）髌前滑囊炎

髌前滑膜炎分为急性和慢性两种，有伴有感染和不伴有感染之不同。本病和患者所从事的职业有关，膝关节剧烈运动，或者长时间的摩擦或压迫刺激均可造成滑囊炎，而小的创伤或潮湿环境是重要的诱发因素。一般伴有感染者，多为临近组织有感染病灶而诱发，临床上多见急性创伤性滑囊炎和慢性劳损引起的慢性滑囊炎两种。

1. 临床表现

膝关节髌骨前下部出现局限性肿胀，本病有单发和双发之分，触诊膝部肿胀部位时有波动感，如髌前有硬的皮肤裂缝，多是由于感染性滑囊炎感染引起的。患者做患肢直腿抬高试验，若抬高后肿胀位置大小保持不变，则肿胀不在关节内；若抬高后关节积液向髌上囊流动且变小，则肿胀在关节内。

2. 治疗方法

根据中医辨证论治的原则，结合病因及诱发因素和病情，运用张氏经络收放疗法、药物疗法或手术疗法等治疗。

3. 张氏经络收放疗法

（1）处方

木穴（梁丘），木穴（血海），水穴（犊鼻），金穴（鹤顶），土穴（太冲），水穴（申脉），土穴（三阴交），火穴（解溪），土穴（阳陵泉），水穴（阴陵泉），土穴（足三里），木穴（膝关），土穴（伏兔），金穴（委阳），土穴（委中）。

（2）定位

梁丘在屈膝位，髂前上棘与髌骨外上缘连线上，髌骨外上缘上 2 寸处，为足阳明经郄穴。

血海在屈膝位，施术者以左手掌心按于患者右膝髌骨上缘，食指、中指、无名指、小指向上伸直，拇指约呈 45° 斜置，拇指尖下是穴，属足太阴脾经。

犊鼻又名外膝眼，在髌韧带外侧凹陷中，属足阳明胃经。

鹤顶在膝上部，髌底的中点上方凹陷处，为经外奇穴。

太冲位于足背第 1、第 2 跖骨结合部之前凹陷中，为足厥阴肝经输穴和原穴。

申脉位于外踝直下方凹陷中，属足太阳膀胱经穴，为八脉交会穴之一，通于阳跷脉。

三阴交位于内踝尖上 3 寸，胫骨内侧面后缘，属足太阴脾经穴，与足厥阴肝经和足少阴肾经交于此穴。

解溪位于足背踝关节横纹中央凹陷处，当踇长伸肌腱与趾长伸肌腱之间，为足阳明胃经穴。

阳陵泉位于腓骨小头前下方凹陷中，为足少阳胆经合穴、胆之下合穴、八会穴之筋会。

阴陵泉位于胫骨内侧髁下方凹陷处，为足太阴脾经合穴。

足三里位于犊鼻穴即外膝眼下 3 寸，胫骨前嵴外一横指处，为足阳明胃经合穴、胃之下合穴。

膝关位于胫骨内上髁后下方，阴陵泉穴后 1 寸处，属足厥阴肝经。

伏兔在髂前上棘与髌骨外上缘连线上，髌骨外上缘上 6 寸处，为足阳明胃经穴。

委阳位于腘横纹外侧端，当股二头肌腱的内侧，属足太阳膀胱经穴，为三焦下合穴。

委中位于腘横纹中点，当股二头肌腱与半腱肌肌腱的中间处，属足太阳膀胱经合穴、膀胱下合穴。

（3）方义

木穴梁丘、水穴犊鼻属足阳明胃经穴，且梁丘为胃经郄穴，二穴主治膝肿痛，下肢麻痹不遂，屈伸不利之症，用泻法以疏通足阳明经气。木穴血海、水穴阴陵泉，属足太阴脾经，且阴陵泉为足太阴脾经合穴，主治膝痛。血海具有活血作用，用泻法以活血止痛。木穴膝关，属足厥阴肝经，主治膝髌肿痛，下肢痿痹。水穴申脉属足太阳膀胱经穴，为八脉交会穴之一，通于阳跷脉，用泻法可治腰腿酸痛。

土穴太冲，为足厥阴肝经输穴和原穴，用平补平泻法，可激发本经元气，主治下肢痿痹，足跗肿痛。土穴三阴交，属足太阴脾经穴，用平补平泻法，可平补肝、脾、肾之阴，主治下肢痿痹。土穴阳陵泉，为足少阳胆经合穴、胆之下合穴、八会穴之筋会，用平补平泻法，为治疗膝关节病的要穴，可治疗膝肿痛，下肢痿痹麻木。土穴足三里为足阳明胃经合穴、胃之下合穴，用平补平泻法，可振奋阳明经气，益气血生化之源，具有益气、活血、止痛之功，主治下肢痿痹。

土穴伏兔为足阳明胃经穴，用平补平泻法，主治下肢痿痹，腰痛膝冷。土穴委中属足太阳膀胱经合穴、膀胱下合穴，用平补平泻法，主治腰背痛，下肢痿痹。金穴鹤顶为经外奇穴，用补法，可治膝痛、足胫无力。金穴委阳属足太阳膀胱经穴，为三焦下合穴，用补法，可治腰脊强痛，腿足挛痛。火穴解溪为足阳明胃经穴，用补法，可治下肢痿痹，踝关节病。以上诸穴相配，补泻结合，具有益气养血、活血止痛之功，故为治疗膝关节病的主要穴位。

（4）操作要点

木穴梁丘、水穴犊鼻、木穴血海、水穴阴陵泉、木穴膝关、水穴申脉，性质属木、属水，为放穴，故施以泻法，以疏通各经气血。土穴太冲、三阴交、阳陵泉、足三里、伏兔、委中，性质属土，施以平补平泻法，以滋助气血。金穴鹤顶、金穴委阳、火穴解溪，性质属金、属火，施以补法，以补气养血，通络止痛。

（5）操作方法

对于土穴太冲、三阴交、阳陵泉、足三里、伏兔、委中，以左转三周、右转三周为法，力度均匀，既不上顶，也不下压，即为平补平泻。对于金穴鹤顶、金穴委阳、火穴解溪，以顺时针方向上顶轻按为法，即为补。对于木穴梁丘、水穴犊鼻、木穴血海、水穴阴陵泉、木穴膝关、水穴申脉，以逆时针方向向下重按为法，即为泻。

（八）膝关节骨关节炎

膝关节骨关节炎属于骨关节炎的一种，是由于各种原因所引起的膝关节软骨的非炎症性退行性变和关节边缘骨赘形成，临床以膝关节疼痛、活动受限和关节畸形等为主要症状表现的疾病，属于中医学"骨痹"的范畴。

1. 临床表现

主要有膝关节疼痛、僵硬和肿胀。疼痛经常出现于行动损伤之后，如果是髌股间损伤，则上下楼梯时加重，休息后则感到关节僵硬，坐后突然起身可以导致关节剧痛，有时有滑脱感。大多成年人可出现膝关节肿胀，股四头肌萎缩，关节液不多，无局部红热现象，滑膜不增厚，膝关节周围有压痛，关节活动有轻微限制，勉强过度活动时有疼痛，活动髌骨关节有疼痛。

2. 治疗方法

根据中医辨证论治的原则，结合病因及诱发因素和病情，运用张氏经络收放疗法、药物疗法等治疗。

3. 张氏经络收放疗法

（1）处方

木穴（梁丘），木穴（血海），水穴（犊鼻），金穴（鹤顶），土穴（太冲），水穴（申脉），土穴（三阴交），火穴（解溪），土穴（阳陵泉），水穴（阴陵泉），土穴（足三里），木穴（膝关），土穴（伏兔），金穴（委阳），土穴（委中）。

（2）定位

梁丘在屈膝位，髂前上棘与髌骨外上缘连线上，髌骨外上缘上2寸处，为足阳明经郄穴。

血海在屈膝位，施术者以左手掌心按于患者右膝髌骨上缘，食指、中指、无名指、小指向上伸直，拇指约呈45°斜置，拇指尖下是穴，属足太阴脾经。

犊鼻又名外膝眼，在髌韧带外侧凹陷中，属足阳明胃经。

鹤顶在膝上部，髌底的中点上方凹陷处，为经外奇穴。

太冲位于足背第1、第2跖骨结合部之前凹陷中，为足厥阴肝经输穴和原穴。

申脉位于外踝直下方凹陷中，属足太阳膀胱经穴，为八脉交会穴之一，通于阳跷脉。

三阴交位于内踝尖上 3 寸，胫骨内侧面后缘，属足太阴脾经穴，与足厥阴肝经和足少阴肾经交于此穴。

解溪位于足背踝关节横纹中央凹陷处，当蹬长伸肌腱与趾长伸肌腱之间，为足阳明胃经穴。

阳陵泉位于腓骨小头前下方凹陷中，为足少阳胆经合穴、胆之下合穴、八会穴之筋会。

阴陵泉位于胫骨内侧髁下方凹陷处，为足太阴脾经合穴。

足三里位于犊鼻穴即外膝眼下 3 寸，胫骨前嵴外一横指处，为足阳明胃经合穴、胃之下合穴。

膝关位于胫骨内上髁后下方，阴陵泉穴后 1 寸处，属足厥阴肝经。

伏兔在髂前上棘与髌骨外上缘连线上，髌骨外上缘上 6 寸处，为足阳明胃经穴。

委阳位于腘横纹外侧端，当股二头肌腱的内侧，属足太阳膀胱经穴，为三焦下合穴。

委中位于腘横纹中点，当股二头肌腱与半腱肌肌腱的中间处，属足太阳膀胱经合穴、膀胱下合穴。

（3）方义

木穴梁丘、水穴犊鼻属足阳明胃经穴，且梁丘为胃经郄穴，二穴主治膝肿痛，下肢麻痹不遂，屈伸不利之症，用泻法以疏通足阳明经气。木穴血海、水穴阴陵泉，属足太阴脾经，且阴陵泉为足太阴脾经合穴，主治膝痛。血海具有活血作用，用泻法以活血止痛。木穴膝关，属足厥阴肝经，主治膝髌肿痛，下肢痿痹。水穴申脉属足太阳膀胱经穴，为八脉交会穴之一，通于阳跷脉，用泻法可治腰腿酸痛。

土穴太冲，为足厥阴肝经输穴和原穴，用平补平泻法，可激发本经元气，主治下肢痿痹，足跗肿痛。土穴三阴交，属足太阴脾经穴，用平补平泻法，可平补肝、脾、肾之阴，主治下肢痿痹。土穴阳陵泉，为足少阳胆经合穴、胆之下合穴、八会穴之筋会，用平补平泻法，为治疗膝关节病的要穴，可治疗膝肿痛，下肢痿痹麻木。土穴足三里为足阳明胃经合穴、胃之下合穴，用平补平泻法，可振奋阳明经气，益气血生化之源，具有益气、活血、止痛之功，主治下肢痿痹。

土穴伏兔为足阳明胃经穴，用平补平泻法，主治下肢痿痹，腰痛膝冷。土穴委中属足太阳膀胱经合穴、膀胱下合穴，用平补平泻法，主治腰背痛，下肢痿痹。金穴鹤顶为经外奇穴，用补法，可治膝痛、足胫无力。金穴委阳属足太阳膀胱经穴，为三焦下合穴，用补法，可治腰脊强痛，腿足挛痛。火穴解溪为足阳明胃经穴，用补法，可治下肢痿痹，踝关节病。以上诸穴相配，补泻结合，具有益气养血、活血止痛之功，故为治疗膝关节病的主要穴位。

（4）操作要点

木穴梁丘、水穴犊鼻、木穴血海、水穴阴陵泉、木穴膝关、水穴申脉，性质属木、属水，为放穴，故施以泻法，以疏通各经气血。土穴太冲、三阴交、阳陵泉、足三里、伏兔、委中，性质属土，施以平补平泻法，以滋助气血。金穴鹤顶、金穴委阳、火穴解溪，性质属金、属火，施以补法，以补气养血，通络止痛。

（5）操作方法

对于土穴太冲、三阴交、阳陵泉、足三里、伏兔、委中，以左转三周、右转三周为法，力度均匀，既不上顶，也不下压，即为平补平泻。对于金穴鹤顶、金穴委阳、火穴解溪，以顺时针方向上顶轻按为法，即为补。对于木穴梁丘、水穴犊鼻、木穴血海、水穴阴陵泉、木穴膝关、水穴申脉，以逆时针方向向下重按为法，即为泻。

主要参考文献

［1］孙广仁.中医基础理论[M].北京：中国中医药出版社，2007.

［2］周仲瑛.中医内科学[M].北京：中国中医药出版社，2007.

［3］孙国杰，盛灿若.针灸学[M].上海：上海科学技术出版社，2014.

［4］邵文杰.河南省志（第五十八卷）[M].郑州：河南人民出版社，1993.

［5］李春祥，侯福禄.河南考试史[M].郑州：中州古籍出版社，1995.

［6］谢忠礼，张喜钦.经络收放疗法理论与临床[M].郑州：河南科学技术出版社，2015.

［7］张喜宽.张氏经络收放疗法[M].郑州：中原农民出版社，1994.

［8］张喜宽.中医传承：张氏经络收放疗法精要[M].长春：吉林科学技术出版社，2017.

张氏经络收放疗法资质荣誉

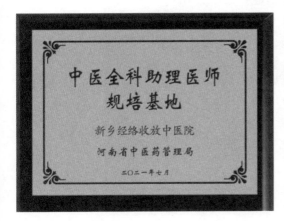

中医全科助理医师
规培基地

新乡经络收放中医院

河南省中医药管理局

二○二一年七月

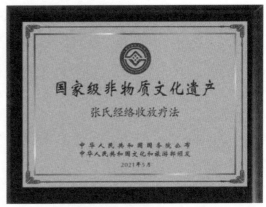

国家级非物质文化遗产

张氏经络收放疗法

中华人民共和国国务院 公布
中华人民共和国文化和旅游部 颁发

2021年5月

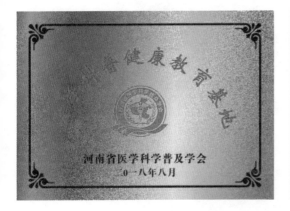

河南省健康教育基言

河南省医学科学普及学会
二○一八年八月

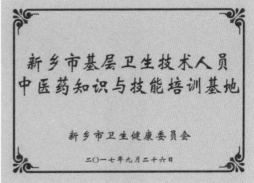

新乡市基层卫生技术人员
中医药知识与技能培训基地

新乡市卫生健康委员会

二○一七年九月二十六日

机构编码：16075004

河南省专项职业能力
考核机构

新乡市德中康经络收放疗法非遗传习所

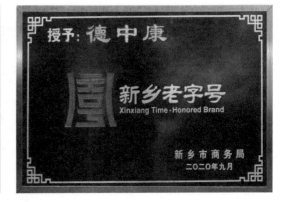

授予：德中康

新乡老字号
Xinxiang Time-Honored Brand

新乡市商务局
二○二○年九月

张氏经络收放疗法学员上课

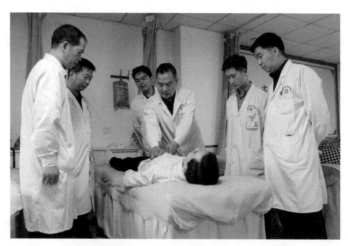

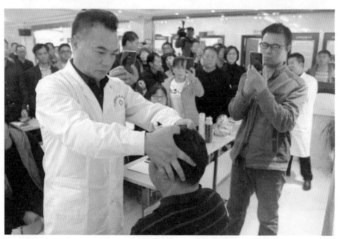

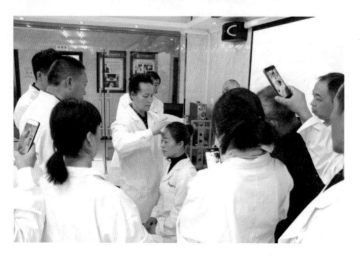

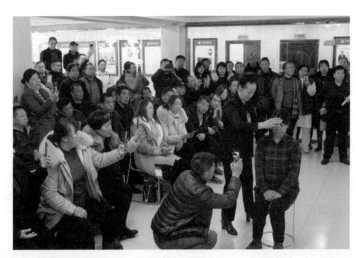

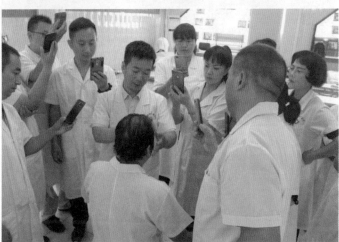

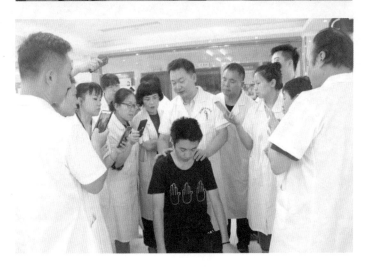

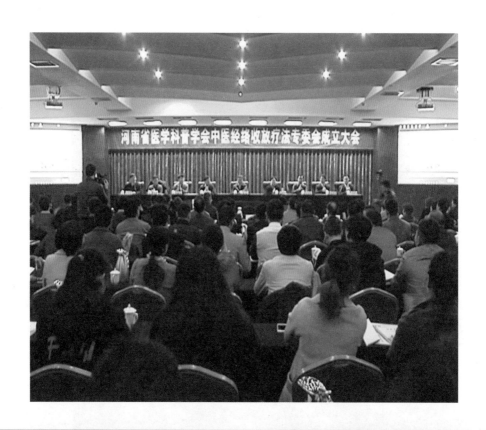

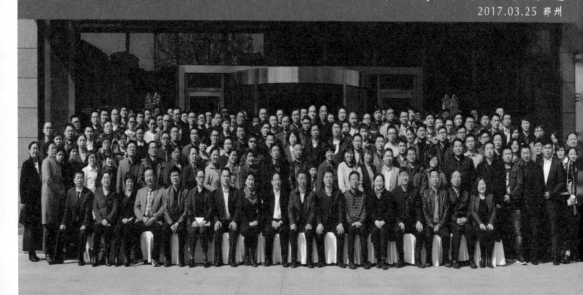

河南省医学科普学会中医经络收放疗法专委会合影留念

2017.03.25 郑州